AF468960

DE L'OUVERTURE

DES

KYSTES HYDATIQUES DU FOIE

DANS LA PLÈVRE ET DANS LES BRONCHES

PAR

Edouard DUVERNOY,

Docteur en médecine de la Faculté de Paris,
Interne en médecine et en chirurgie des hôpitaux de Paris.

PARIS
A. PARENT, IMPRIMEUR DE LA FACULTÉ DE MÉDECINE
29-31, RUE MONSIEUR-LE PRINCE. 29-31

1879

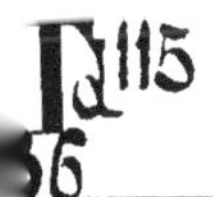
115
56

DE L'OUVERTURE

DES

KYSTES HYDATIQUES DU FOIE

DANS LA PLÈVRE ET DANS LES BRONCHES

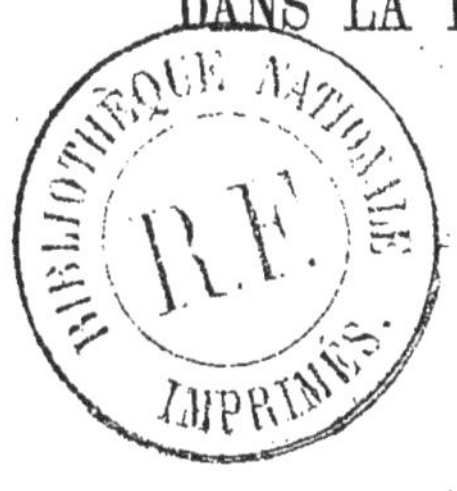
BIBLIOTHÈQUE NATIONALE
R.F.
IMPRIMÉS

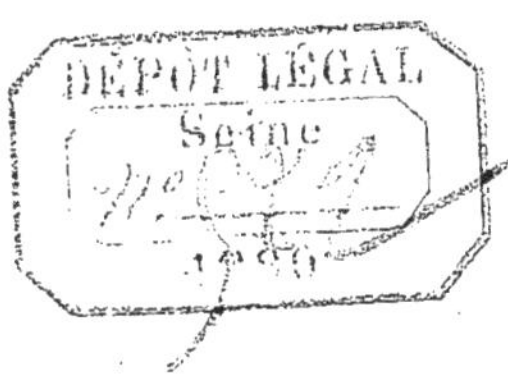
DÉPÔT LÉGAL
Seine

PAR

Edouard DUVERNOY,

Docteur en médecine de la Faculté de Paris,
Interne en médecine et en chirurgie des hôpitaux de Paris.

PARIS
A. PARENT, IMPRIMEUR DE LA FACULTÉ DE MÉDECINE
29-31, RUE MONSIEUR-LE-PRINCE, 29-31

1879

Td 115 / 136

A MON PERE

A MON PRÉSIDENT DE THÈSE

M. LE PROFESSEUR PETER

DE L'OUVERTURE

DES KYSTES HYDATIQUES DU FOIE

DANS LA PLÈVRE ET DANS LES BRONCHES

INTRODUCTION.

Pendant l'année que nous venons de passer en qualité d'interne dans le service de notre excellent maître, le Dr Gallard, nous avons eu l'occasion d'observer une malade qui avait un kyste hydatique du foie ouvert dans les bronches et qui guèrit ou tout au moins quitta notre salle, bien améliorée. Quelque temps plus tard, par une heureuse coïncidence, entrait dans le service d'un autre de nos maîtres, le professeur Peter, une femme ayant également un kyst hydatique du foie qui s'était fait jour dans les bronches; mais celle-ci, moins heureuse que la première, succomba. Avec sa bienveillance habituelle, notre cher maître, M. Peter, nous autorisa à recueillir cette observation.

Ces deux faits, observés à quelques semaines de distance, nous interessèrent vivement et nous cherchâmes ce que les auteurs classiques disent sur ce mode de terminaison des kystes hydatiques du foie. Nous vîmes alors que si tous disent quelques mots de l'ouverture de ces collections dans la plèvre ou dans les bronches, ils n'y insistent généralement pas et se bornent à signaler la possibilité du fait, et à dire que l'ouverture peut se faire ou directement dans la plèvre et être suivie parfois d'une perforation pulmonaire, ou directement dans le poumon et les bronches, sans ouverture de la cavité pleurale.

Morgagni (1) parle déjà d'une vieille femme qui se plaignit longtemps de douleurs à la région ombilicale, et qui toussait beaucoup. Elle mourut axphyxiée, et l'autopsie démontra l'existence d'un kyste hydatique du foie suppuré ouvert dans la plèvre.

Cruveilhier (2), dans le Dictionnaire de médecine et de hirurgie pratiques, à l'article Acéphalocystes, établit que les kystes acéphalocystes du foie, situés près de la face convexe, font leurs progrès du côté du thorax, soulèvent le diaphragme jusqu'à une hauteur plus ou moins grande, et s'ouvrent dans la cavité de la plèvre et plus souvent dans le poumon. Il cite une observation de Collet et une autre qui lui est personnelle.

Depuis lors, nous trouvons dans les Bulletins de la Société anatomique, dans les divers recueils périodiques et dans l'excellent traité de M. Davaine (3) d'assez nombreuses observations où des kystes hydatiques se sont ouverts soit dans la plèvre, soit dans les bronches; mais, sauf la thèse de doctorat de M. Cadet de Gassicourt (4), nous ne trouvons nulle part de travail où ce mode d'élimination des kystes du foie soit étudié d'une façon complète.

Nous avons pensé qu'il ne serait peut-être pas inutile de

(1) Morgagni. De sedibus et causis morborum, epist. XXXVI, § 4.

(2) Cruveilhier. In Dictionnaire de méd. et chirurg. pratiques, 1829, t. Ie p. 237, art. Encéphalocyste.

(3) Davaine. Traité des entozoaires et des maladies vermineuses, 2e édit. Paris, 1877.

(4) Ernest Cadet de Gassicourt. Recherches sur la rupture des kystes hydatiques du foie à travers la paroi abdominale et dans les organes voisins Thèse de Paris, 1856.)

réunir toutes les observations de ce genre, de les comparer les unes aux autres et de chercher à tracer un tableau clinique de cette terminaison des kytes hépatiques.

Nous diviserons en deux parties ce modeste travail.

Dans la première, nous ferons l'exposé anatomo-pathologique et clinique de l'affection.

Dans le premier chapitre, nous étudierons les conditions qui favorisent l'ouverture des kystes du foie dans la plèvre ou le poumon.

Dans le deuxième, nous exposerons l'anatomie pathologique.

Le troisième sera consacré au tableau clinique de la maladie, à sa marche, ses terminaisons, sa durée.

Le quatrième contiendra le pronostic.

Le cinquième, le diagnostic.

Le sixième, le traitement.

La deuxième partie contiendra les observations.

PREMIÈRE PARTIE

CHAPITRE PREMIER.

ÉTIOLOGIE.

Nous n'avons pas l'intention d'exposer ici en détail l'origine et le développement des kystes hydatiques en général. Qu'il nous suffise de rappeler que l'hydatide est en quelque sorte une phase de l'existence du tænia echinococcus qu'on rencontre dans l'intestin du chien. Les anneaux du tænia s'en détachent et sont rendus avec les matières fécales. Une fois sur le sol, ils sont détruits. Les œufs qu'ils contiennent pourvus d'une membrane très-épaisse et très-dure deviennent libres, et sont entrainés, le plus généralement par la pluie, dans des mares, des cours d'eau, des puits. De là ils passent facilement dans les eaux potables et c'est ainsi qu'ils arrivent dans le tube digestif de l'homme. Leur coque est alors dissoute par les sucs digestifs et les embryons deviennent libres. Pour expliquer leur passage de l'estomac ou des intestins dans les autres organes de l'économie, deux théories ont été proposées. Dans l'une, c'est l'embryon lui-même qui se fraye sa route à travers les tissus au moyen de ses crochets. Dans l'autre, cette migration aurait lieu par le torrent circulatoire, les embryons traversant les parois des vaisseaux et tombant dans le courant sanguin qui les emporte dans les différents organes. La première de ces hypothèses ne peut être entièrement rejetée ; la seconde nous semble mieux rendre compte de certains faits du développement des kystes hydatiques.

La vraie cause des kystes à échinocoques est donc l'absorption du tænia du chien. Cette absorption est indispensable et suffisante. Il y a loin de là à la diathèse vermineuse ou hydatique, et aux théories anciennes qui faisaient des hydatides soit des dilatations des vaisseaux, soit une altération du tissu cellulaire, soit encore un produit de l'inflammation, comme le veulent Vitet et Joeger, soit enfin le résultat de transformations subies par le sang épanché dans les tissus, comme l'admet Baron (Mémoires de l'Académie de médecine, 1845). Dans cette dernière théorie, le traumatisme aurait la plus grande part dans le développement de l'hydatide. L'animalité des hydatides suffit à ruiner entièrement cette doctrine.

Mais, s'il est bien démontré que le traumatisme est absolument impuissant à créer de toutes pièces des kystes hydatiques, on peut se demander s'il ne peut pas agir comme cause auxiliaire de leur développement, s'il n'a pas une certaine influence sur leur localisation. De tout temps les auteurs se sont posé cette question et l'ont résolue tour à tour par l'affirmative et par la négative. Et, si M. le professeur Pajot (1) a pu nier à peu près absolument l'influence des coups ou des chutes dans l'étiologie des acéphalocystes du poumon et du foie, tout récemment notre ami Paul Boncour (2), dans sa thèse inaugurale, a cherché à prouver que le traumatisme était au contraire

(1) Pajot. Des kystes hydatiques du foie. Thèse de Paris, 1842.

(2) Eug. Paul-Boncour. Des kystes hydatiques des membres. Thèse de Paris, 1878.

très puissant dans l'apparition des kystes hydatiques des membres. Puis M. Danlos (1), généralisant les idées de Paul Boncour, applique aux kystes hydatiques en général ce que ce premier auteur s'était borné à dire des kystes des membres. Pour M. Danlos, « rien n'est plus fréquent, quand on étudie le mode de développement des kystes hydatiques, que de trouver, quand on le cherche, un traumatisme violent, comme point de départ de l'affection; et il ajoute : « Le kyste naît toujours au point percuté! » Et, de fait, cet auteur cite 24 observations des kystes hydatiques de diverses régions dans lesquelles un traumatisme semble avoir toujours porté sur le lieu où se développa le kyste. Et, parmi ces 24 observations, 6 surtout nous intéressent, puisqu'elles ont trait à des kystes du foie. Il est vrai que, dans la plupart des cas, l'apparition de la tumeur n'aurait eu lieu que plusieurs mois ou même plusieurs années après le traumatisme. Nous ne sommes pas assez renseignés sur la rapidité d'évolution et de développement des kystes hydatiques, pour pouvoir nier, à cause de ce long intervalle de temps seul, toute relation de cause à effet entre le traumatisme et le kyste.

Dans les observations que nous avons rassemblées, nous ne trouvons presque jamais signalés comme cause occasionnelle un coup ou une chute quelconque : cela ne veut pas dire qu'il n'y en ait pas eu.

Nous sommes assez portés à admettre avec Paul Boncour et Danlos que si le traumatisme seul ne peut évidemment créer des kystes hydatiques de toutes pièces, il peut tout au moins faciliter leur développement dans certains points.

Quel est, en effet, le résultat d'un traumatisme portant

(1) Jules Danlos. De l'influence du traumatisme accidentel considéré comme cause occasionnelle des kystes hydatiques en général. Thèse de Paris, 1879.

sur la région du foie, qu'il s'agisse d'une chute ou d'un coup plus ou moins violent porté sur cette région ? Dans un travail, inséré dans les Archives de physiologie 1875, M. Terrillon montre que, dans les contusions du foie, les lésions les plus communes consistent en scissures allongées, peu profondes, intéressant le plus souvent la capsule et une partie du parenchyme sous-jacent ; que ces fissures sont souvent recouvertes d'un très-léger caillot ; que, dans les contusions très-violentes et très-brusques, on trouve de véritables fentes, ayant une profondeur de 4 à 5 cent., à bords déchiquetés et dont le fond est rempli par du sang coagulé. Eh bien, ce que Paul Boncour admet pour les membres, pourquoi ne l'admettrions-nous pas pour le foie ?

« Supposons, dit-il, que le traumatisme ait produit un épanchement sanguin. Voici ce qui va se passer. Les embryons du tænia entrainés dans le torrent circulatoire peuvent parfaitement en même temps que les globules sanguins sortir des vaisseaux qui les contiennent et s'épancher au niveau du point contus ; et l'épanchement sanguin qui, au moment de la contusion, ne forme qu'une bosse sanguine, est remplacé plus tard par un kyste hydatique. »

Les scissures, les fentes, remplies de sang décrites par M. Terrillon dans les contusions du foie, ne peuvent-elles pas être assimilées aux épanchements sanguins du tissu cellulaire sous-cutané ou intra musculaire ? Il nous semble que les conditions sont absolument les mêmes dans les 2 cas. Aussi, si nous admettons cette influence du traumatisme, si, de plus, nous prenons en considération la grande vascularité du foie, nous comprendrons facilement pourquoi cet organe, dont la situation l'expose tellement aux coups et porte si souvent dans les chutes, pourquoi le foie est pour ainsi dire le siège de prédilection des kystes hydatiques; et, puisque sur 85 ruptures du foie, Ludwig Mayer en note 54 dans le lobe droit, 21 à la partie médiane et 10 seulement dans le lobe gauche, nous comprendrons pourquoi les kystes sont surtout fréquents au lobe droit et à la face convexe.

Un autre point que nous devons chercher maintenant à résoudre, c'est celui de savoir pourquoi les kystes développés au sein de la substance hépatique ont une si grande tendance à faire saillie du côté de la cavité thoracique et par suite à s'y ouvrir.

MM. Cadet de Gassicourt (1) et Dolbeau (2) ont cherché l'un et l'autre à donner une explication de ces faits. Le premier de ces auteurs, après avoir admis que les kystes hydatiques siègent plus fréquemment à la partie supérieure du foie et du côté du diaphragme, se demande si cette plus grande fréquence des kystes dans ce point est la cause de leur tendance à envahir la cavité thoracique, mais il ne pense pas qu'il en soit ainsi. Puis, il discute une explication proposée par M. J. Guérin. Ce dernier fait pour ainsi dire de l'aspiration exercée par la cavité thoracique pendant l'expiration sur les viscères abdominaux la vraie cause de l'ouverture intrapleurale ou pulmonaire des kystes de la face convexe du foie. Il prétend qu'à chaque mouvement d'expiration, au moment où la poitrine se vide d'air, les organes abdominaux et le foie particulièrement sont entraînés de bas en haut, qu'il y a pour ainsi dire succion, si on peut s'exprimer ainsi, et que cette succion attire les kystes du foie et leur donne tendance à s'ouvrir dans le thorax. Cadet de Gassicourt est encore moins sa-

(1) Ernest Cadet de Gassicourt. Loc. cit.

(2) Dolbeau. Etudes sur les grands kystes de la surface convexe du foie. Thèse de Paris, 1856.

tisfait de cette explication que de l'autre. Bien plus, d'après lui, elle pourrait presque être retournée et servir à prouver que les kystes du foie devraient s'ouvrir dans le côlon ou dans le duodénum, beaucoup plus souvent que dans la plèvre ou le poumon. « L'inspiration, dit-il, est un mouvement presque violent, dans lequel le diaphragme repousse les organes abdominaux. Dans l'expiration, au contraire, ces organes reprennent doucement leur position normale. Les contractions musculaires agissent bien plus dans l'inspiration que dans l'expiration. Je comprendrais que, dans l'inspiration, les kystes hydatiques du foie toujours refoulés par le diaphragme finissent par se rompre dans le côlon ou le duodénum. Je ne comprends pas que, attirés sans cesse par l'expiration, ils s'ouvrent dans la plèvre ou dans le poumon. »

Nous pensons, pour notre part, que la plus grande fréquence des kystes à la face convexe doit évidemment être considérée comme favorisant leur ouverture dans la cavité thoracique. Il ne saurait, nous semble-t-il en être autrement. Si les kystes se développaient le plus fréquemment à la face inférieure du foie, bien certainement ils ne s'ouvriraient pas aussi souvent dans les voies aériennes.

Mais ce qu'il faut se demander, c'est l'explication de leur développement généralement exubérant du côté de la face convexe du foie. Eh bien, la vraie cause de ce développement, nous pensons qu'il faut la chercher dans les rapports intimes affectés par l'échinocoque, au moment où il commence à croître, avec le tissu hépatique voisin. Nous croyons que le kyste se développe toujours du côté du foie où il a le moins de résistance à vaincre de la part du parenchyme hépatique avant d'arriver à la surface péritonéale. Pour se creuser une cavité à l'intérieur même de la substance glandulaire, il faut en quelque sorte que le kyste refoule et tasse cette substance avec une certaine force. Si nous supposons que l'œuf, amené dans le tissu du foie par le courant sanguin ou par migration, soit déposé et s'arrête dans un point séparé de la face supérieure par une coque de 2 ou 3 cent, d'épaisseur seulement, il paraît évident que dans son développement le kyste aura une tendance naturelle à gagner la face convexe du foie et à proéminer du côté de la cavité thoracique. La résistance qu'il aura à vaincre sera en effet beaucoup moindre de ce côté que de celui de la face concave. Que si, au contraire, l'œuf est déposé à peu de distance de sa face inférieure, ce sera alors de ce côté et aux dépens de la cavité abdominale que se fera le développement du kyste.

Dans une leçon publiée dans le *Journal de médecine et de chirurgie pratiques*, 1876, M. Bucquoy dit que c'est presque toujours vers le poumon que le kyste tend à se développer, parce que c'est de ce côté qu'il trouve le moins de résistance.

Dolbeau, dans sa thèse, émet la même idée, mais il fait aussi jouer un certain rôle aux conditions physiologiques de pression auxquelles sont soumis les organes abdominaux.

« La marche de ces kystes, dit-il, est régulière et subordonnée aux conditions anatomiques et physiologiques. Le kyste de la face convexe répond en bas au foie, organe volumineux et dont les moyens de fixité sont très développés. Par en haut, les limites de la tumeur sont formées par le diaphragme, organe mou, élastique et extensible. De plus, le kyste se trouve situé à la limite de deux cavités dont les conditions de pression sont bien différentes. En effet, ainsi que l'a très-bien indiqué M. le professeur Bérard à l'Art. Abdomen du Dictionnaire en 30, le thorax et l'abdomen sont dans des conditions tout opposées. Dans la cavité du ventre, il y a en quelque sorte un trop plein. Les organes sont sollicités dans tous les sens et la moindre ouverture donne passage à une hernie ; au contraire, dans le thorax, il y a un vide virtuel, et dans le moment de l'expiration tous les organes tendent vers cette cavité. Le ventre qui se tend pendant l'inspiration devient mou pendant l'expiration. Il résulte de tout cela qu'un kyste situé à la face convexe du foie et dont le développement continue à se faire a de la tendance à gagner la cavité thoracique. Du côté du ventre, il rencontre la pression générale et la résistance propre du foie qui l'empêchent de descendre. Du côté des plèvres au contraire, le diaphragme seul lui fait obstacle. Le muscle se laisse donc refouler ; le poumon fait place et le kyste remonte ainsi coiffé d'une couche musculaire qui va sans cesse s'amincissant et qui finit même quelquefois, mais c'est l'exception, par se rompre. En effet, dans les 8 observations que nous avons réunies, nous trouvons que 6 fois le diaphragme était intact, quoique le kyste remontât jusqu'à la 2e ou 3e côte. »

Nous ne refuserons pas toute valeur à l'influence sur le développement des kystes vers le thorax, de l'aspiration due à l'expiration et à l'espèce de refoulement excentrique produit par la tension abdominale, tension élastique relativement faible. Mais nous croyons que ce qui doit dicter surtout le côté où proéminera le kyste, c'est surtout le point de développement primitif de ce kyste.

Une fois que la tumeur a acquis du côté de la cavité thoracique un volume plus ou moins considérable, pourquoi, dans certains cas, reste-t-elle silencieuse, sans adhérer au diaphragme ; pourquoi d'autres fois, au contraire, contracte-t-elle avec ce muscle des adhérences qui pourront s'établir également entre le diaphragme et la base du poumon ? Pourquoi s'ouvre-t-elle tantôt dans la plèvre, tantôt dans le poumon ?

Les adhérences hépatico-diaphragmatiques sont évidemment le résultat d'une péritonite localisée : cette péritonite nous semble n'avoir guère lieu que si le kyste lui-même est enflammé et suppuré. Et, en effet, le liquide trouvé dans la plèvre à l'autopsie ou rejeté par les bronches est presque toujours purulent. Les cas sont bien plus rares où il est constitué par le liquide clair, limpide du kyste, non suppuré. Cette inflammation du kyste, de sa membrane de revêtement, se transmet facilement au péritoine diaphragmatique, surtout si le tissu du foie a presque disparu, refoulé par le développement de la tumeur ; de là la formation des adhérences entre le diaphragme et le foie. L'inflammation continuant, le kyste tendant toujours à s'accroître, le diaphragme est refoulé, tassé ; ses fibres s'amincissent peu à peu, et un moment arrive où il est perforé. Si cette perforation a lieu avant que le processus inflammatoire ait envahi la plèvre pulmonaire et déterminé des adhérences entre celui-ci et la plèvre diaphragmatique, le kyste s'ouvrira directement dans la cavité pleurale. Dans le cas contraire, c'est avec le poumon même qu'il entrera en contact immédiat, c'est cet organe qui deviendra pour ainsi dire sa paroi supérieure ; et, si le kyste finit par s'ouvrir, c'est par les bronches qu'il sera évacué.

Nous avons déjà vu le traumatisme intervenir dans le développement du kyste. Son influence est peut-être plus grande encore pour en favoriser la suppuration et l'ouverture dans la cavité thoracique. Il est bien certain, en effet, qu'un kyste latent pour ainsi dire jusqu'au moment donné peut, sous l'influence d'un coup, d'une chute, s'enflammer et suppurer. Enfin, si la tumeur enflammée et suppurée, proéminant fortement vers le thorax, se trouve en quelque sorte prête à se rompre, il est évident qu'un traumatisme un peu violent accélèrera et facilitera beaucoup la rupture. Mais le traumatisme est bien loin d'être nécessaire pour que la rupture ait lieu. Car, comme le fait bien remarquer M. Peter (1) ce n'est pas l'exagération de la distension qui fait rompre le kyste. La rupture a lieu par les progrès d'un processus ulcératif continu, qui fait suite à l'inflammation même du kyste. Ce travail d'ulcération gagne de proche en proche, détruit la membrane kystique, les adhérences qui la relient au diaphragme, ce muscle lui-même, et aboutit enfin à faire communiquer l'intérieur du kyste soit avec la cavité pleurale, soit avec le poumon.

Dolbeau, dans sa thèse, prétend que, dans les grands kystes de la face convexe du foie, le diaphragme s'amincit quelquefois beaucoup, mais que, s'il finit même parfois par se rompre, c'est l'exception. Cette rupture ne nous paraît pas aussi rare que le dit cet auteur, puisque nous avons pu réunir, et certes nous ne prétendons pas être complet, 45 observations où elle a été soit vérifiée à l'autopsie, soit diagnostiquée seulement. Et, sur ce nombre, 15 fois l'ouverture eut lieu dans la plèvre et 30 fois elle s'est faite directement dans le poumon et les bronches.

(1) Union médicale, 1863, p. 172.

CHAPITRE II

ANATOMIE PATHOLOGIQUE

Avant de décrire les lésions observées dans la plèvre et dans les poumons, disons tont de suite que c'est presque toujours avec la plèvre ou le poumon du côté droit que communique le kyste du foie ; nous ne trouvons que deux observations où la fistule ait existé entre le kyste et le poumon gauche. Dans l'une d'elles (obs. de Russel), il y avait deux tumeurs, dont l'une communiquait avec la cavité pleurale droite, l'autre avec le poumon gauche et avec l'estomac.

Lorsqu'on ouvre le thorax d'un individu qui a succombé à l'ouverture d'un kyste hydatique du foie dans la plèvre, en trouve en général les altérations qu'on observe habituellement dans toute pleurésie purulente.

La cavité pleurale est tapissée de fausses membranes plus ou moins épaisses et consistantes. Elle contient du liquide et des débris d'hydatides.

Le liquide dont l'abondance varie beaucoup, mais peut aller jusqu'à six pintes, comme dans l'observation de Clémot, est constitué soit par de la sérosité citrine, jaunâtre, soit par du pus. Presque jamais on ne trouve à ce liquide les caractères de limpidité et de transparence parfaites du liquide hydatique. C'est qu'en effet, comme nous l'avons dit plus haut, c'est presque toujours un kyste suppuré qui s'ouvre dans la plèvre. On trouve donc dans cette cavité une quantité variable de pus plus ou moins épais, contenant habituellement des vésicules hydatiques.

Celles-ci peuvent être en très grand nombre ; leur volume va de la grosseur d'une noisette, d'une amande, à celui d'une grosse orange. Leur coloration est presque constamment jaune, ce qui tient évidemment à la présence fréquente de la bile dans l'intérieur de la cavité kystique. L'odeur du liquide pleural est souvent fétide ; dans l'observation de M. Peter, elle était même stercorale : dans ce cas, comme le fait remarquer ce savant maître, cette odeur s'expliquait par la communication de la cavité kystique avec le tube intestinal par l'intermédiaire du canal cholédoque.

Le poumon est toujours refoulé plus ou moins haut dans la cavité pleurale, comme dans tout épanchement pleurétique ; lorsque le liquide est en quantité considérable, il est appliqué contre la colonne vertébrale et entouré d'une véritable coque de fausses membranes. Lorsque le liquide kystique a été évacué secondairement par les bronches, on trouve des perforations pulmonaires ; celles-ci peuvent n'être pas très apparentes, lorsque leur calibre est étroit, mais leur situation peut être facilement révélée par l'insufflation.

La perforation qui fait communiquer la cavité du kyste avec celle de la plèvre n'offre rien de bien remarquable. Elle est généralement circulaire, plus ou moins régulière d'un diamètre d'un ou deux centimètres.

Dans les cas où le kyste s'ouvre directement dans le poumon et les bronches, nous avons à considérer la fistule, ses orifices ou plutôt ses extrémités, l'état du poumon, l'état des bronches, des vaisseaux pulmonaires.

La fistule est, pour ainsi dire, creusée à travers les adhérences qui relient le poumon à la cavité kystique. Ces adhérences sont plus ou moins étendues, plus ou moins solides et faciles à rompre, vraisemblablemen selon l'ancienneté de leur origine. Si, dans certains cas, le poumon adhère à la plèvre diaphragmatique par toute sa face inférieure, ce qui rend impossible l'ouverture concomitante dans la plèvre, dans d'autres cas, l'adhérence n'a lieu que sur une étendue plus limitée, de sorte que le poumon demeure libre dans le reste de sa face inférieure.

Au lieu d'être immédiate, d'avoir lieu par l'accolement direct, sans intermédiaire aucun, de la face convexe du kyste, du péritoine, du diaphragme, de la plèvre diaphragmatique et du poumon, l'adhérence hépatico-pulmonaire peut avoir lieu au moyen d'une petite cavité intermédiaire au poumon et au foie, cavité circonscrite elle-même par des fausses membranes, soit entre le foie et le diaphragme, soit entre ce muscle et la base du poumon. C'est ce qui avait lieu dans l'observation d'Houël, dans celle de Rigaud et Villard.

Dans le cas d'adhérence générale, d'accolement complet, la fistule peut se réduire à un ou plusieurs orifices seulement sans véritable trajet, surtout si le poumon est creusé d'une cavité tout à fait à sa base. Il peut alors n'exister qu'un simple petit pertuis du diamètre d'une sonde cannelée ou, au contraire, une déchirure du diamètre d'une pièce de 5 francs en argent.

Si la communication a lieu par une petite cavité intermédiaire, ou si l'excavation pulmonaire siège sur un point élevé du poumon, il existe alors une véritable fistule à trajet plus ou moins tortueux. Dans l'observation de Houël, la fistule était tout à fait en dehors, accolée à la face interne des côtes, et venait s'ouvrir, par deux orifices à peu près égaux de 6 millimètres de diamètre, dans une vaste poche du lobe moyen du poumon droit et non dans le lobe inférieur, comme cela a lieu dans tous les autres cas.

L'état du poumon refoulé plus ou moins haut dans la cavité du thorax varie beaucoup.

Si, parfois, on ne découvre qu'une petite cavité de la grandeur d'une noisette communiquant avec un rameau bronchique, les observations sont plus nombreuses où l'orifice pulmonaire de la fistule débouche dans une véritable excavation creusée à la base du lobe inférieur du poumon. Dans plusieurs cas, nous trouvons signalées des excavations anfractueuses dont le volume dépasse celui d'une grosse noix, pouvant communiquer ensemble et séparées par des tractus de tissu pulmonaire. Dans l'observation de Peacock, la cavité pouvait contenir deux pintes d'une matière purulente épaisse. Dans celle de M. Rendu, la caverne très anfractueuse était gangréneuse, tapissée par des filaments d'un noir verdâtre, constitués par la charpente des alvéoles. Dans celle de M. Gros, « la caverne offrait une disposition aréolaire, rappelant tout à fait celui des ventricules du cœur. On observait des colonnes de tous les ordres ; un certain nombre était libre dans toute leur étendue. D'autres constituaient de simples pilastres. Toutes sont lisses, polies, brillantes et semblent revêtues par un feuillet séreux. Ces colonnes ont une teinte gris brunâtre, sont couvertes partiellement d'enduits pseudo-membraneux qui se moulent sur elles de manière à ne pas altérer l'état lisse et poli de leur surface. On n'aperçoit, dans cette caverne, aucune trace de déchirure, aucune solution de continuité apparente, aucun travail ulcératif récent ; elle ressemble encore très bien, sous ce rapport, à ces trous anfractueux qu'on voit quelquefois au centre d'une vaste éponge. »

Enfin, fait intéressant, les rapporteurs de cette observation ont considéré comme des cavernes tuberculeuses altérées par le pus hépatique qui les a traversées, les excavations pulmonaires qui existaient dans les lobes moyen et supérieur du poumon droit et dans lesquelles s'ouvrait la fistule hépatique.

Dans ces cavernes viennent s'ouvrir une ou plusieurs bronches de calibre différent. Une seule, parfois, deux ou trois dans d'autres cas, viennent s'y aboucher, soit à la paroi même, soit après avoir décrit à l'intérieur de l'excavation, un trajet qui peut atteindre 1 ou 2 centimètres. Dans ce cas, elles sont dénudées, disséquées pour ainsi dire.

L'état des vaisseaux pulmonaires voisins n'est généralement pas indiqué dans les observations. Dans celle de M. Gros, il est dit pourtant qu'un stylet introduit dans les branches de l'artère pulmonaire qui se dirigent vers la caverne s'engage dans les colonnes et les suit dans toute leur longueur. M. Gros en conclut que les colonnes ne sont probablement pas autre chose que les artères pulmonaires ayant résisté à la destruction, entourées seulement par une petite couche de tissu pulmonaire. Quelques veines pulmonaires pouvaient aussi être suivies jusqu'aux colonnes, mais s'y engageaient moins loin. Dans l'observation de M. Rendu, si intéressante puisque la mort eut lieu par hémoptysie, il ne fut pas possible de constater directement l'état des vaisseaux, source de l'hémorrhagie terminale.

Le contenu des cavernes que nous venons d'étudier consiste presque toujours en pus grisâtre, ordinairement très fétide, contenant des détritus de tissu pulmonaire sphacélé et quelquefois des débris d'hydatides facilement reconnaissables.

Nos observations ne nous renseignent pas toujours sur les modifications du tissu pulmonaire avoisinant l'excavation.

Dans quelques cas il est expressément dit que le reste

du poumon est absolument sain. Dans d'autres, au contraire, il a subi de graves altérations. Dans l'observation de Rendu, en sectionnant le lobe inférieur du poumon droit, le long du bord axillaire, on tombe sur une masse infiltrée, homogène, de consistance gélatineuse, d'une coloration variable du rouge sombre et noir au jaune orangé : disposée par bandes irrégulières, se pénétrant les unes les autres. Cette masse est constituée par la trame pulmonaire hépatisée et imprégnée de bile. Sur le fond, se détachent des caillots sanguins volumineux, de date récente, infiltrant les points où le parenchyme pulmonaire était moins résistant. Tout autour du foyer gangréneux du poumon se voit jusqu'au lobe moyen une infiltration gélatiniforme, une sorte de pneumonie colloïde. Dans l'observation de Rouis, le lobe supérieur du poumon droit était sain, le lobe moyen engoué, œdémateux, le lobe inférieur hépatisé. L'altération allait donc en augmentant d'intensité à mesure qu'on se rapprochait de la base.

Enfin la muqueuse des bronches et de la trachée a été souvent trouvée injectée, dans toute son étendue, d'un rouge vineux, et épaissie. On comprend facilement qu'il en soit ainsi, quand on songe à l'action irritante exercée sur cette muqueuse par le passage du liquide purulent et souvent biliaire expectoré.

CHAPITRE TROISIÈME

SYMPTOMATOLOGIE. — MARCHE. — TERMINAISONS. — DURÉE

Dans notre exposé symptomatique, nous étudierons successivement les phénomènes observés lorsque le kyste s'ouvre dans la plèvre, et ceux qui accompagnent l'ouverture directe dans le poumon.

A. *Ouverture dans la plèvre.* — La perforation qui met en communication l'intérieur du kyste hépatique et la cavité de la plèvre se fait d'une façon brusque, subite, et donne lieu à des accidents à apparition soudaine. Mais ce n'est jamais au milieu d'une parfaite santé qu'ont éclaté ces phénomènes. Les malades ont en effet toujours présenté auparavant quelques symptômes ayant déjà pu faire penser à un kyste ou à une autre affection du foie. Presque constamment ils avaient offert, l'un des symptômes de coliques hépatiques (obs. de Peter, obs. de Barrier), l'autre des douleurs d'estomac revenant par accès, un troisième des douleurs réputées rhumatismales. Chez le malade de M. Legroux, on avait déjà diagnostiqué le kyste hydatique du foie et on avait pratiqué une ponction avec le trocart, après application de potasse caustique.

Quelle qu'ait été cette première phase de la maladie, il y a un fait constant qu'on retrouve dans toutes nos observations, c'est le mode de début brusque, subit, par la douleur.

Cette douleur atteint d'emblée une grande intensité. Elle est aiguë, lancinante, atroce, augmentée par tous les mouvements, par les efforts de la respiration et surtout par ceux de la toux. Elle siège à l'hypochondre droit, à la base de la poitrine, mais ne reste pas limitée à cette région. Elle envahit bientôt tout le côté droit du thorax, et, comme nous le trouvons consigné dans deux observations, elle peut se propager jusqu'à l'épaule correspondante. Son apparition si brutale correspond bien évidemment au moment précis de la rupture du kyste dans la plèvre. Nous ne saurions mieux la comparer qu'à celle que détermine si souvent la perforation pulmonaire dans le cas de caverne tuberculeuse et de formation du pneumo-thorax.

L'inflammation aiguë de la séreuse et des nerfs sous-jacents est la conséquence forcée et immédiate de l'irruption dans la cavité pleurale d'un liquide presque toujours purulent et de débris d'hydatides : d'où, la douleur subite. Le feuillet diaphragmatique de la plèvre surtout participe à cette phlegmasie, la présence des expansions terminales du nerf phrénique sous ce feuillet nous explique facilement la propagation possible de la douleur jusqu'au moignon de l'épaule correspondante.

Avec la douleur, survient presque aussitôt une dyspnée considérable. La respiration est fréquente, courte, pénible l'oppression est extrême.

Cette dyspnée est le résultat de plusieurs causes : et d'abord de la douleur même qui empêche le malade de respirer amplement du côté droit, et lui fait, pour ainsi dire, immobiliser instinctivement ce côté du thorax ; puis, du refoulement brusque du poumon par l'épanchement plus ou moins abondant, et par conséquent d'une diminution du champ de l'hématose ; enfin de l'impossibilité où la douleur met encore le malade de se coucher sur le côté droit ; le malheureux patient est en effet forcé de prendre le décubitus latéral gauche ; il met ainsi son poumon sain dans de plus mauvaises conditions de déplissement et de fonctionnement, tandis qu'il aurait tant besoin de suppléer par celui-ci à l'insuffisance de l'autre.

La toux survient parfois dès le début, mais nous ne la trouvons pas signalée souvent. Par contre, un frisson intense accompagne l'apparition de la dyspnée. Les phénomènes qui suivent ce début si brusque varient beaucoup.

La mort peut, en effet survenir presque aussitôt après l'apparition de la douleur. Ce sont là les cas où la marche est véritablement foudroyante. On n'a pas le temps alors de constater les signes physiques qui révèlent l'existence d'un épanchement pleurétique. C'est ainsi que le malade de Clémot mourut pour ainsi dire asphyxié le jour même; mais c'est qu'alors sa plèvre contenait cinq à six pintes de liquide et une multitude d'acéphalocystes qui avaient comprimé le poumon et l'avaient réduit à l'épaisseur de deux doigts.

On observe alors dans ces cas tous les phénomènes généraux du collapsus : extrémités froides, tendance aux lipothymies et à la syncope, pouls fréquent, petit, concentré.

Cette rapidité dans la marche des accidents semble justifier le pronostic porté par presque tous les auteurs en pareil cas. Tout ceux qui parlent de l'ouverture des kystes hydatiques du foie dans la plèvre s'accordent en effet à considérer comme à peu près inévitablement et très rapidement mortelle la pleurésie purulente qui survient dans ces conditions. La marche foudroyante n'est pourtant pas la règle. Nous voyons, en effet, dans l'observation de Peter la mort ne survenir que six jours après le début des accidents, qu'un mois après, dans l'observation de Barrier, que treize jours après dans celle de Fouquier.

Dans ces cas où la vie s'est prolongée pendant un temps plus ou moins long, nous avons à considérer des symptômes généraux, des signes physiques et la marche de l'affection.

Les signes physiques sont en somme ceux de tout épanchement pleurétique, nous n'y insisterons pas longuement.

L'inspection indique une dilatation notable du côté droit du thorax, un effacement des espaces intercostaux qui sont bombés. Elle n'a jamais révélé l'œdème des parois thoraciques.

La palpation pratiquée pendant qu'on fait causer le malade peut faire constater l'absence des vibrations thoraciques.

La percussion donne une matité plus ou moins étendue. On peut même percevoir le son skodique en avant, dans la région sous-claviculaire.

A l'auscultation enfin, on perçoit, soit l'absence du murmure vésiculaire, soit du souffle bronchique et de l'égophonie.

Tous ces signes physiques varient évidemment avec la quantité du liquide et l'état du poumon, comme dans toute pleurésie.

L'examen de la région précordiale a montré dans un cas que la pointe du cœur battait notablement en dehors du mamelon gauche, sans que pourtant il y ait de symptômes qui puissent faire croire à une gêne quelconque dans le fonctionnement du cœur.

En même temps qu'apparaissent et que se dessinent les signes physiques, les symptômes généraux s'aggravent : la fièvre s'allume, le pouls s'accélère, la température s'élève ; de petits frissons surviennent et se répètent surtout le soir. Les malades maigrissent, leur facies s'altère, la diarrhée peut survenir, et enfin la mort arrive au bout d'un temps variable, soit brusquement comme dans l'obs. de Barrier, alors même qu'une amélioration sensible s'était produite, soit par les progrès même de la fièvre hectique.

Mais lorsqu'une terminaison fatale ne suit pas de très-près l'éclosion des accidents, il peut arriver que le liquide épanché dans la cavité pleurale soit évacué par les bronches, une perforation pulmonaire s'étant établie. On verra alors survenir une expectoration particulière et les signes physiques du pneumothorax et de l'hydropneumothorax.

L'expectoration consiste en un liquide purulent, plus ou moins filant, quelquefois teint en jaune par la bile, à odeur souvent fétide, à saveur très-amère. Contrairement à ce qui se passe lorsque le kyste s'ouvre directement dans le poumon, on ne voit jamais de lambeaux d'hydatides dans le liquide expectoré. L'abondance de l'expectoration est variable ; dans la troisième observation de M. Moutard-Martin, le malade rejeta jusqu'à plus d'un litre de liquide par jour. En somme, il s'agit là de véritables vomiques pleurales.

L'apparition de l'air dans la plèvre modifie les signes physiques ; on perçoit en effet alors de l'augmentation de la sonorité là où l'on percevait de la matité, du souffle et de la toux amphoriques. Chez le malade de M. Moutard-Martin, on ne put pas entendre le bruit de succussion hippocratique, mais le malade lui-même percevait très-bien, en faisant certains mouvements, la sensation d'un liquide agité avec de l'air.

La mort n'est pas la terminaison fatalement observée quand un kyste hydatique s'ouvre dans la plèvre. — La guérison a eu lieu en effet dans trois cas observés par

M. Moutard-Martin, mais elle ne fut obtenue qu'au prix d'une opération grave, l'opération de l'empyème.

B. Ouverture dans le poumon et les bronches. — Nous avons dit plus haut que l'ouverture des kystes du foie dans la plèvre ne surprenait généralement pas les malades au milieu d'une santé parfaite ; il en est de même de l'ouverture directe dans le poumon et les bronches. Dans presque toutes nos observations, en effet, nous voyons que la perforation n'a pas été le premier accident observé. Dans plusieurs d'entre elles, il y eut probablement plusieurs mois avant déjà des attaques de coliques hépatiques dues au passage de vésicules hydatiques dans le canal cholédoque. Plusieurs fois l'ictère fut signalé avant l'apparition des accidents thoraciques. Dans beaucoup d'autres cas, les malades sont sujets de puis longtemps à des douleurs de côté, surtout prononcées à l'hypochondre droit, à de petits accès fébriles, voire même à des accès de fièvre pseudo-intermittents hépatiques, à des troubles plus ou moins graves des fonctions digestives, à de l'inappétence, de la diarrhée, quelquefois à des vomissements. Enfin quelques-uns ont toussé pendant longtemps ; mais leur toux ne s'accompagne d'aucune expectoration, ou s'il y a quelques crachats, ceux-ci sont de peu d'importance et n'ont aucun caractère spécial. Quelquefois seulement nous trouvons notés des crachats muqueux et sanglants.

Tous ces symptômes se rattachent en somme uniquement au kyste du foie lui-même et n'ont aucune signification quant à son ouverture ; mais leur connaissance est souvent très-utile au diagnostic. Chez notre seconde malade, il y aurait eu le jour même de la 1re expectoration de liquide hydatique une poussée d'urticaire ; et, fait remarquable, nous pûmes observer le retour de cette éruption la veille même du jour où se déclara la péritonite qui devait enlever la malade ; ce phénomène semble bien directement lié à l'ouverture même du kyste. On sait qu'il a été souvent observé dans les cas de ponction des kystes, mais aussi dans les cas de rupture spontanée de ces collections dans la cavité péritonéale. Il précèderait alors le développement de la péritonite.

Quelle qu'ait été la durée de ces phénomènes pour ainsi dire précurseurs, c'est encore subitement, comme s'ils s'ouvraient dans la plèvre que les kystes s'ouvrent dans le poumon et dans les bronches.

Une douleur vive, subite, a été observée aussi comme phénomène initial, indiquant cliniquement le moment de la perforation pulmonaire ; mais elle est moins fréquente, moins vive et s'accompagne de moins de dyspnée que lorsque le kyste se vide dans la cavité pleurale. Les conditions anatomiques rendent facilement compte de ces différences.

La dyspnée de son côté est très-variable dans son intensité. D'une façon générale, elle est également bien moindre que dans les cas de notre pemière catégorie. Pourtant dans quelques-unes de nos observations, nous trouvons notée une grande difficulté de la respiration. Dans un cas, la dyspnée allait jusqu'à l'orthopnée ; dans un autre, le malade ne pouvait pas rester couché sur le côté droit, tant la douleur et la suffocation étaient réveillées par ce décubitus.

Mais, si la douleur et la dyspnée n'ont pas une constance et une intensité bien grandes, deux autres phénomènes sont au contraire constants et acquièrent une grande importance. Ce sont la toux et l'expectoration : deux phénomènes qui marchent généralement de pair et qui sont en raison directe l'un de l'autre.

La toux ouvre la scène ; le rejet de crachats d'aspect très-variable suit bientôt.

Souvent dans les jours et même dans les mois précédents, le malade a déjà toussé et craché; mais la toux était une petite toux sèche, non quinteuse, et l'expectoration consistait en crachats muqueux parfois légèrement teintés de sang, n'ayant en somme aucun caractère spécial. Puis, avec ou sans point de côté, sans douleur vive initiale, le patient ressent tout d'un coup des picotements dans le larynx et dans la gorge ; et bientôt éclate une vraie quinte de toux qui s'accompagne du rejet de liquide.

A partir de ce moment la toux est quinteuse, pénible ; elle augmente beaucoup et la douleur et la dyspnée. Les quintes reviennent plus ou moins souvent dans la journée et se terminent par une expectoration plus ou moins abondante. Dans un seul cas, la toux n'exista pas. L'expectoration avait lieu sans toux, sans phénomène douloureux du côté des organes thoraciques. Il y avait alors une véritable expuition plutôt qu'une expectoration vraie.

L'expectoration est certainement le symptôme qui a le plus attiré l'attention des observateurs. Aussi, dans toute nos observations la trouvons-nous signalée et décrite avec beaucoup de soin.

L'aspect, la nature du liquide rejeté varient beaucoup. Dans quelques cas seulement, on constata le rejet d'un liquide absolument transparent et limpide renseignant immédiatement sur son origine. Mais, nous le savons, le kyste est presque toujours suppuré ; aussi le liquide est-il en général, constitué par du pus, souvent mélangé de bile et pouvant encore renfermer des vésicules ou des débris de vésicules d'hydatides.

La coloration varie avec sa nature. Quand il est purement purulent, sans mélange de bile, il est grisâtre, ou légèrement verdâtre. Mais, bien plus souvent, il est jaune avec toutes les variations du jaune au vert jaune très-foncé.

L'une de nos malades expectorait une vraie purée grisâtre, offrant des stries jaunes rappelant absolument la coloration de la bile.

L'odeur des crachats n'est pas signalée dans la plupart des observations. Elle est souvent fade. Chez deux malades, elle était horriblement fétide, gangréneuse, ne ressemblant à aucune autre. Dans l'obs. de Gros, l'odeur était tellement infecte que, en moins d'une heure, à l'arrivée du malade, la petite salle dans laquelle on l'avait d'abord placé fut infectée. Il faut remarquer que dans ces 2 cas où l'odeur fut si manifestement gangréneuse, l'autopsie démontra qu'il y avait alors réellement une excavation pulmonaire gangréneuse.

Si l'odeur n'est pas souvent notée, la saveur par contre l'est toujours. Dans chaque observation en effet, il est dit que les crachats ont une saveur amère, atroce, les malades s'en plaignent tous beaucoup.

La quantité du liquide évacué varie. Parfois le malade rend dans un court espace de temps une quantité relativement énorme de liquide. Dans l'obs. de Bourgeois, quand le médecin arriva près du malade, il y avait déjà près d'une cuvette de matières expectorées. Les efforts de toux augmentent l'expectoration. Dans l'obs. de Gros, des ondées d'un liquide jaune d'ocre sortaient de la bouche à chaque effort de toux. Le moindre mouvement du malade, l'action de parler réveillaient sans cesse cette toux horrible.

Le rejet de membranes d'hydatides est signalé dans la plupart des observations. L'une de nos malades en rejetait presque chaque jour, après des quintes de toux très-pénibles. Nous n'avons jamais vu de vésicules entières; elles étaient toujours rompues. L'examen histologique que nous devons à l'obligeance de notre excellent ami et collègue le Dr Letulle, nous a prouvé qu'il s'agissait bien là de membranes d'hydatides et que de plus elles étaient imprégnées de certains éléments de la bile. Dans d'autres observations, on a vu de petits kystes membraneux pleins, de la capacité d'un œuf de pigeon, sur la nature desquels on ne pouvait avoir de doute.

On comprend l'importance de la constatation de ces membranes au point de vue du diagnostic.

Presque constamment la nature biliaire de l'expectoration est signalée; mais dans la plupart des cas elle n'est admise que d'après les caractères physiques de coloration, d'aspect, de saveur. Dans quelques-uns seulement, l'examen chimique a permis d'affirmer absolument le mélange des éléments de la bile avec le pus. Dans l'observation de Rendu, l'analyse des crachats fit reconnaître une grande quantité d'albumine et une faible proportion de matières biliaires, malgré l'intensité de leur coloration jaune. Les produits de l'expectoration de l'une de nos malades, ceux de la malade de Bricheteau, prenaient une coloration vert-de-gris quand on les traitait par l'acide nitrique. Enfin, dans l'observation de notre bon ami Berdinel, l'examen fait par M. Prunier, pharmacien de l'hôpital du Midi démontra que le liquide examiné contenait un peu plus du quart de bile mélangée à du liquide en excès provenant des bronches.

La présence de la bile dans le liquide expectoré est donc bien démontrée. Son passage à travers le poumon donne-t-elle lieu à des altérations spéciales? Dans les réflexions qui suivent son observation, M. Rendu pense que le passage de la bile en nature ou mêlée avec le pus détermine bien plus sûrement le sphacèle du parenchyme pulmonaire que le contact exclusif du pus. « Ainsi, dit-il, tandis que la plupart des kystes hydatiques suppurés qui s'ouvrent dans la poitrine y déterminent une pleurésie purulente ou une vomique pure et simple suivie de guérison, il n'en est plus de même quand la bile s'épanche dans le poumon. Elle en entraîne alors presque toujours la mortification rapide. La présence de la bile dans les crachats de la vomique est donc, à ce point de vue, d'un pronostic plus immédiatement grave. »

Nous ne pensons pas que cette dernière proposition doive être acceptée d'une façon absolue. Les faits nous prouvent, en effet, qu'elle est sujette à de nombreuses et heureuses exceptions. La malade de Berdinel a guéri ; ses crachats contenant un quart de bile. Celui de Bourgeois a guéri. L'une des nôtres est morte ; elle avait eu beaucoup de bile dans ses crachats et pourtant, à l'autopsie, il n'y avait pas de sphacèle du poumon. Enfin le malade, qui a été de la part du professeur Leboulbène (1) l'objet d'une intéressante communication, a guéri malgré l'expectoration biliaire la plus nette. Ces faits suffisent, nous semble-t-il, pour atténuer de beaucoup la sévérité du pronostic attribué par M. Rendu à l'expectoration de la bile. Peut-être y a-t-il des conditions anatomiques qui pourraient nous rendre compte des différences observées à ce sujet ? Peut-être, dans les cas que nous venons de citer, y avait-il réellement une simple fistule hépato-bronchique ne permettant pas à la bile de s'épancher pour ainsi dire au sein du tissu pulmonaire, et d'y exercer une action destructive ? Nous serions assez disposés à le croire, en considérant que dans l'observation de Rendu on trouva à l'autopsie de véritables cavernes creusées à la base du poumon

(1) Union médicale, 21 août 1875. Mémoire sur une espèce de fistule biliaire, non encore décrite, et qu'on peut appeler hépato-bronchique ou broncho-hépatique.

et le tissu pulmonaire voisin hépatisé et imprégné de bile.

En tout cas, que la bile ait ou non une action nuisible sur le parenchyme pulmonaire, il est certain qu'elle exerce sur la muqueuse des bronches une action irritante prononcée, révélée à l'autopsie par l'épaississement et l'injection de cette membrane.

Après avoir passé en revue les symptômes rationnels, nous avons à étudier maintenant les signes physiques que nous donneront successivement les procédés d'exploration habituels, l'inspection, la palpation, la percussion et l'auscultation. Disons tout de suite que ces signes sont des plus variables, que presque tous les phénomènes d'auscultation ont pu être observés. La diversité même des lésions rend bien compte de cette variabilité des signes.

Dans beaucoup d'observations, l'inspection seule suffisait pour faire reconnaître l'augmentation du volume du foie. Les fausses côtes du côté droit sont plus ou moins déjetées en dehors et font ainsi une saillie notable. Dans un cas où le volume du foie était considérable, les veines sous-cutanées étaient très dilatées.

La palpation montre que le bord tranchant du foie, au lieu de rester au niveau du bord inférieur des fausses côtes, comme à l'état normal, descend beaucoup au-dessous, dans un cas même jusque près de l'épine iliaque antéro-supérieure. Tantôt ce bord est lisse, égal, sans aucune bosselure. Il y a alors augmentation générale du volume de la glande par développement d'un kyste intra-hépatique qui refoule de chaque côté le tissu du foie. Tantôt au contraire, mais plus rarement, la main perçoit la sensation d'une ou de plusieurs masses arrondies de volume variable, plus ou moins fluctuantes, qui sont des kystes faisant saillie à la surface de la glande. La recherche des vibrations thoraciques a été généralement négligée. Chez une de nos malades elles étaient à peu près abolies.

Les résultats fournis par la percussion indiquent, en général, l'augmentation de volume du foie déjà révélée le plus souvent par l'inspection et la palpation. Mais, ce qui nous intéresse davantage, c'est de savoir ce que donne la percussion de la cage thoracique.

Dans presque toutes nos observations, les auteurs indiquent surtout une diminution plus ou moins étendue de la sonorité thoracique, correspondant à la saillie variable du kyste dans la cavité du thorax. — Malheureusement les indications sont généralement peu précises. Dans l'observation de Rigaud, dans une des nôtres surtout, il y eut augmentation énorme de la matité au niveau de la paroi thoracique antérieure. Dans celle de Rigaud, la matité s'étendait en avant depuis 1 cent. au-dessus du mamelon droit, jusqu'à 3 cent. au-dessus de l'ombilic. En arrière, au bout de quelques jours seulement, on constata de la matité dans la moitié inférieure droite; elle était donc beaucoup plus prononcée en avant qu'en arrière. La raison nous semble en avoir été donnée à l'autopsie par la disposition même du poumon. En avant, en effet, cet organe est repoussé en haut, tandis qu'en arrière une lamelle descend beaucoup plus bas sur le foie et devait ainsi, pendant la vie, conserver la sonorité. Chez notre malade, la matité vraie remontait aussi en avant jusqu'à la troisième côte droite; il y avait de la submatité dans le deuxième espace intercostal et la sonorité normale n'existait que dans le premier. En arrière, au contraire, les 3/4 supérieurs de la poitrine résonnaient fort bien; dans le 1/4 inférieur seulement, on constatait une diminution de la sonorité. N'est-il pas très probable que chez cette malade comme chez celle de Rigaud, une lame de poumon descendait en arrière beaucoup plus bas qu'en avant, coiffait pour ainsi dire le kyste qui, de son côté, accolé à la paroi antérieure du thorax, refoulait jusqu'au deuxième espace intercostal environ la partie antérieure du poumon ?

Les cas sont peu nombreux où la percussion a donné un son plus clair qu'à l'état normal. Dans l'observation de Rendu, il y eut de la sonorité tympanique à la base du poumon droit ; à l'autopsie on trouvait une énorme excavation creusée dans l'épaisseur de son tissu. Dans l'observation de Vital, on constatait dans tout le côté droit un son très clair « comme si le foie manquait ». Pour que laugmentation de la sonorité soit observée, il faut évidemment une excavation, une cavité remplie d'air et séparée des téguments par une faible épaisseur de tissu.

Dans un seul cas, malgré la matité, on percevait un véritable bruit hydro-aérique, quand on frappait avec le doigt sur la partie antérieure de la poitrine.

Enfin, on pourrait s'attendre à rencontrer parfois un signe donné comme caractéristique des kystes hydatiques, le frémissement hydatique perçu par la percussion. Or, dans aucune de nos observations il n'est cité ; ou, s'il en est fait mention, c'est pour dire qu'il a manqué. Son absence n'a, du reste, rien qui nous doive étonner beaucoup. On sait, en effet, qu'il est rare de le rencontrer, si rare même que beaucoup d'auteurs nient son existence ou tout au moins contestent la signification qu'on lui accorde généralement. D'après M. Davaine, une des meilleures conditions pour que ce phénomène puisse se produire et être perçu, c'est la fluidité du liquide. Or, dans presque tous nos cas, le kyste est suppuré. Il est donc loin d'être très fluide. C'est peut-être là une des raisons pour lesquelles on le perçoit si rarement.

Si la percussion donne tantôt diminution seulement de

la sonorité ou matité absolue dans une grande étendue de la cage thoracique, tantôt, au contraire, augmentation de la sonorité, les phénomènes que l'auscultation nous permettra de reconnaître ne sont pas moins sujets à varier. C'est que ces phénomènes dépendent de plusieurs causes, très variables elles-mêmes : et de l'état du poumon, et de la manière dont a lieu la communication entre le kyste et les bronches, de la facilité plus ou moins grande de l'introduction de l'air dans la cavité kystique et des altérations de voisinage du tissu pulmonaire et enfin des altérations de la plèvre.

Chacune des observations possède pour ainsi dire une symptomatologie stéthoscopique à elle propre, parce que les lésions sont presque spéciales à chacune d'elles.

L'absence pure et simple du murmure vésiculaire est notée plusieurs fois, soit simplement à la base, soit dans une grande étendue de la paroi thoracique. Lorsqu'elle n'existe que dans une petite étendue à la base, elle peut être attribuée dans certains cas à un léger épanchement pleurétique concomitant. Si, au contraire, elle s'étend depuis le deuxième espace intercostal en avant, jusqu'à la limite inférieure du thorax, alors qu'en arrière la respiration normale est perçue presque jusqu'à la base, c'est que probablement l'oreille est séparée du poumon par le kyste interposé.

Le souffle bronchique plus ou moins fort, plus ou moins éloigné de l'oreille, a succédé parfois à la simple diminution du murmure vésiculaire. Il peut très bien s'expliquer par la compression du poumon et par la transmission du murmure respiratoire par le kyste.

Mais le signe qui offre le plus d'importance est, sans contredit, le souffle amphorique ou caverneux accompagné ou non d'un gargouillement.

Un souffle amphorique a été noté en arrière dans la région lombaire ou thoraco-abdominale dans l'observation de Bricheteau. Dans l'observation de Berdinel, on percevait un souffle à timbre amphorique. Le malade de Bucquoy avait du souffle et des râles caverneux. Dans l'observation de Rendu, il y avait un souffle caverneux profond avec résonnance amphorique. L'autopsie montra l'existence à la base du poumon d'une caverne communiquant avec une grosse cavité kystique du foie. Il y a bien là, nous semble-t-il, les conditions requises pour la production du souffle amphorique ou du souffle caverneux avec résonnance amphorique puisque, d'après Barth et Roger (1), le souffle amphorique se lie à l'existence d'une cavité anormale formée par la plèvre ou creusée dans le poumon, cavité de grande dimension qui contient une notable quantité de liquide aériforme et communique avec les bronches. Bricheteau (2), dans son mémoire, fait remarquer aussi que la perception d'une respiration amphorique, d'une sorte de pectoriloquie dans la région du foie n'est explicable que par l'existence d'une communication entre une excavation hépatique et un trajet fistuleux creusé dans toute l'étendue du poumon droit.

Le gargouillement a été constaté plusieurs fois. On conçoit facilement sa production, puisqu'il est dû à l'existence d'une ou de plusieurs cavités accidentelles de moyenne grandeur contenant à la fois du liquide et du gaz et communiquant avec les bronches (Barth et Roger).

Enfin, chez notre deuxième malade nous avons très nettement perçu le tintement métallique et le bruit de

(1) Barth et Roger. Traité pratique d'auscultation, 6e édi., 1865, p. 119.
(2) Bricheteau. Revue médico chirurg., août 1852, t. XII, p. 70.

succussion hippocratique. L'ausculation de la voix a donné de la bronchophonie et de la voix caverneuse.

En somme, nous croyons que toutes nos observations pourraient se ranger en deux classes : dans l'une, les signes physiques révèleraient l'existence d'une excavation creusée aux dépens du poumon et du foie tout à la fois et et en communication facile avec l'air extérieur. On pourra constater alors tous les signes des grandes cavernes. Dans l'autre, au contraire, les symptômes stéthoscophiques seront, pour ainsi dire, négatifs; dans ces cas, alors il est probable que le poumon est moins compromis, qu'il n'y a réellement qu'une fistule broncho-hépatique, et que l'air ne communique pas aussi facilement avec l'intérieur de la cavité kystique.

L'auscultation a révélé souvent encore des frottements pleuraux, des râles sous-crépitants, ronflants, sibilants; ces signes sont en quelque sorte secondaires, indiquant l'existence, les uns d'un peu de pleurésie sèche, les autres d'un peu de bronchite ou d'œdème, ou de congestion pulmonaire. Ils ne sont pas permanents et peuvent disparaître en partie, ou même entièrement à certains moments pour reparaître à d'autres, selon que persistent, augmentent ou diminuent les lésions dont ils sont les signes révélateurs.

Nous venons de passer en revue les différents symptomes rationnels et les signes physiques qu'il est possible d'observer chez les malades dont un kyste du foie s'est ouvert dans le poumon et est évacué par les bronches. Il nous reste à montrer ce que deviennent ces malades, la marche et les diverses terminaisons de leur affection.

La terminaison peut avoir lieu de deux manières : ou par la guérison ou par la mort

Lorsque la guérison a été obtenue, les choses ne se sont

pas toujours passées de la même façon. Ainsi, dans l'observation d'Husson, tout s'est borné à peu près à l'expectoration des hydatides qui dura quelques jours. A peine y avait-il eu auparavant des signes de catarrhe. Et, après avoir expectoré ses hydatides, le sujet jouit-il aussitôt d'une excellente santé. Dans l'observation de Bricheteau, malgré la perception de signes caverneux, la guérison survint pourtant assez rapidement. Mais ce n'est point là ce que l'on observe le plus habituellement. Dans beaucoup d'autres observations, en effet, on voit les malades s'affaiblir, perdre leurs forces, maigrir pendant longtemps et n'échapper à la mort qu'après de nombreuses péripéties.

On observe souvent des alternatives d'amélioration et et d'aggravation. Les malades peuvent rester pendant plusieurs jours et même plusieurs semaines, sans souffrir beaucoup de l'hypochondre, sans avoir une expectoration très abondante ; puis sans cause appréciable, ils sont pris tout à coup de douleurs vives à la région du foie, et d'une augmentation considérable de l'expectoration ; la fièvre survient alors avec des sueurs, l'appétit se perd, les forces diminuent. Le malade maigrit d'une façon souvent très rapide.

On a souvent signalé des rapports manifestes, entre le volume du foie et l'expectoration. Nous trouvons très nettement indiqué, dans certains cas que, la matité hépatique diminuait, que le bord du foie remontait quand le malade avait expectoré de grandes quantités de liquide, qu'il s'abaissait, au contraire, alors que le malade était resté plusieurs jours sans expectorer.

La cessation ou du moins la diminution des accidents généraux coïncide en général avec la diminution ou la disparition de l'expectoration. Lorsque les malades guérissent, l'expectoration diminue peu à peu, change de caractère, devient moins purulente, mais au contraire plus muqueuse, réellement bronchique ; puis elle s'éteint entièrement. C'est alors que les forces, que l'appétit réapparaissent, que la fièvre, les sueurs cessent d'affaiblir le malade, en même temps que les signes locaux diminuent. La guérison complète et définitive peut être ainsi obtenue au bout d'un temps long, il est vrai ; plusieurs semaines, plusieurs mois sont souvent nécessaires pour qu'elle soit définitive.

Malheureusement la terminaison est loin d'être toujours aussi favorable. La mort termine trop souvent la scène. Elle peut même arriver de plusieurs manières différentes.

Le plus généralement elle a lieu au milieu d'une fièvre hectique qui semble même parfois une vraie fièvre putride. C'est alors que les malades sans appétit, sans forces, maigrissent de plus en plus, en même temps qu'ils rejettent sans cesse un liquide des plus fétides. La raison de ce dépérissement progressif doit certainement être cherchée dans le rejet continu et prolongé d'une grande quantité de pus. Il y a là une suppuration abondante qui ne peut qu'affaiblir l'économie tout entière ; et de plus, ce mélange de pus, de bile, d'air, et quelquefois de débris de tissu pulmonaire sphacélé, ne peut-il pas en quelque sorte empoisonner le malade, déterminer une espèce de fièvre putride ?

Le moment où la mort arrive varie beaucoup. Le malade de Rouis ne vécut que 4 jours après l'ouverture de son kyste. D'autres au contraire, ont vécu pendant plusieurs semaines. Mais, la terminaison fatale peut être hâtée par des accidents imprévus. C'est ainsi que notre 2e malade mourut d'une perforation qui permit au liquide du kyste de s'épancher dans la cavité de l'abdomen et d'y déterminer une péritonite mortelle qui l'emporta en 24 heures.

Dans l'obs. de Rendu, la mort eut lieu par une hémoptysie foudroyante absolument comme dans le cas de caverne tuberculeuse.

CHAPITRE IV.

PRONOSTIC

Parmi les 45 observations que nous avons pu réunir, 16 se sont terminées par la guérison, 29 par la mort. Parmi les cas de guérison, il n'en est que 3 où la rupture ait eu lieu dans la plèvre. L'irruption du liquide kystique dans la cavité pleurale est donc d'une gravité très-grande, puisque sur 15 malades, 3 seulement, c'est-à-dire, 1 sur 5 ont échappé à la mort. Mais nous pensons que ce pronostic sombre peut être atténué un peu, si l'on considère que dans les seuls cas où la guérison a eu lieu une intervention active, l'opération de l'empyème a été exécutée.

L'ouverture du kyste dans le poumon et son évacuation par les bronches est au contraire bien préférable, puisque 13 malades sur 30 ont guéri. Ce mode d'evacuation est, après l'ouverture à travers la paroi abdominale et l'évacuation par l'intestin, duodénum ou côlon, celui qui offre le plus de chances de guérison.

Nous avons vu plus haut ce qu'il fallait penser de la gravité du pronostic attribuée par M. Rendu à l'expectoration biliaire. Nous avons montré que la bile était loin d'exercer toujours sur le tissu du poumon une action nocive bien intense ; nous pensons donc que la présence de ce liquide dans les crachats ne pourra pas renseigner d'une façon certaine sur la terminaison de la maladie.

Le caractère de l'expectoration qui pourra, être pris en plus grande considération, au point de vue du pronostic, c'est certainement l'abondance des crachats. Leur diminution, observée à un moment donné, en même temps qu'une amélioration de l'état général, sera en effet toujours de très-bon augure. Enfin, on ne devra pas oublier, que deux accidents, que rien ne peut faire prévoir, peuvent tout à coup détruire entièrement toute espérance ; l'un est l'hémoptysie, heureusement exceptionnelle, l'autre la perforation du kyste et son déversement dans la cavité abdominale, ce dernier accident étant toujours suivi d'une péritonite à peu près invariablement mortelle.

CHAPITRE V.

DIAGNOSTIC.

Dans sa thèse, Cadet de Gassicourt, à l'article, ouverture des kystes hydatiques du foie dans la plèvre, s'exprime ainsi :

« 1° Pour diagnostiquer la rupture d'un kyste hydatique du foie dans la cavité pleurale, il faut avant tout avoir diagnostiqué ce kyste dans le foie.

2° Si le kyste du foie n'a pu être reconnu, la douleur vive qui coïncide avec la rupture du kyste dans la plèvre et la perforation du diaphragme peut faire soupçonner, mais non affirmer cette rupture. »

La lecture de nos observations nous montre que la première de ces propositions peut être admise presque sans réserve. En effet, la seule observation où le diagnostic : ouverture intrapleurale d'un kyste hydatique du foie, fut posé est celle de Legroux. Or, le kyste avait été si bien reconnu qu'on l'avait déjà ouvert avec le trocart après application de potasse caustique.

Dans toutes les autres observations où un diagnostic fut donné, il y eut une erreur ; et celle-ci était presque toujours infaillible et certainement excusable.

Lorsque le kyste s'ouvre dans la cavité pleurale brusquement, en donnant lieu à une douleur subite très-vive à l'hypochondre, se propageant jusqu'à l'épaule correspondante, on pourra avant l'apparition des signes physiques croire à une pleurésie diaphragmatique. Si, les signes d'épanchement purulent sont rapidement observés, le diagnostic pleurésie purulente sera souvent adopté. La cause seule échappera. Enfin dans d'autres cas, on pensera à une pleurésie enkystée de la base. C'est donc à l'une des différentes formes de pleurésie que l'on aura le plus de chance de s'arrêter. Voyons sur quelles considérations on pourra se baser pour fixer le diagnostic.

La pleurésie diaphragmatique simple débute le plus ordinairement par un frisson soit unique, peu intense, passager, soit au contraire très-violent et pouvant durer plusieurs heures. Puis survient la douleur de côté, exaspérée par la pression aux insertions du diaphragme, au point que M. Guéneau de Mussy (1) appelle le bouton diaphragmatique, et entre les attaches inférieures du sterno-cléido-mastoïdien.

Lorsqu'un kyste hydatique s'ouvre dans la plèvre, on

(1) Guéneau de Mussy. Archives de médecine, juillet 1879.

peut observer également une douleur vive et des frissons. La douleur peut siéger et être exaspérée aux mêmes points que dans la pleurésie diaphragmatique simple. Mais, elle survient généralement d'une façon beaucoup plus brusque, puis parvient tout d'un coup, brutalement à son maximum d'intensité. De plus, au lieu de succéder au frisson, elle le précède en général. C'est elle qui ouvre la scène.

L'étude attentive du mode de début des accidents pourra donc souvent être utile pour faciliter le diagnostic, mais on sera aussi puissamment aidé par les commémoratifs, les antécédents, et l'examen attentif des autres phénomênes qui pourront être observés du côté du foie.

Lorsque le kyste s'étant rompu, un épanchement purulent abondant se sera produit, comment éviter l'erreur? Si l'on se trouve en présence des signes tant rationnels que physiques de la pleurésie purulente, on pourra peut-être penser à un kyste hydatique du foie ouvert dans la plèvre, lorsque rien dans les antécédents, dans la santé habituelle, dans l'étiologie ne pourra expliquer l'apparition de cette pleurésie; lorsque au contraire, on aura constaté un début très-brusque de la maladie, avec rapidité insolite dans la marche des phénomènes observés. Le diagnostic sera encore rendu plus probable si le malade a ressenti depuis longtemps des douleurs dans l'hypochondre droit, s'il a remarqué par hasard du gonflement de la région, si enfin le praticien lui-même peut constater une hypertrophie peu régulière du foie, ou seulement son abaissement non en rapport avec l'abondance de l'épanchement pleurétique seul.

Lorsque l'évacuation du kyste dans la plèvre sera suivie d'une perforation pulmonaire, qu'il y aura de véritables vomiques, le diagnostic sera assuré si avec le pus le malade rejette des hydatides: mais ces cas sont rares. L'expectoration sera uniquement purulente dans le plus grand nombre des cas et le diagnostic étiologique restera toujours à faire. Ce sera encore sur les symptômes autres que ceux fournis par la percussion et l'auscultation que l'on devra s'appuyer.

Enfin, en supposant qu'on soit arrivé à diagnostiquer l'ouverture d'une collection liquide du foie dans la plèvre, on aura encore à décider s'il s'agit d'un kyste ou d'un abcès. Nous dirons plus loin quelles sont alors les bases du diagnostic.

S'il est souvent impossible d'affirmer qu'un kyste hydatique du foie s'est ouvert dans la plèvre, il l'est généralement moins de diagnostiquer l'évacuation d'un kyste par les bronches. C'est que dans ce cas, il y a souvent 2 symptômes pathognomoniques. Et en effet, comme le dit Cadet de Gassicourt, si le kyste est inaccessible à nos moyens d'investigation, la présence des hydatides dans les crachats pourra seule faire reconnaître avec certitude le kyste hydatique. Cette présence certainement suffisante n'est même pas nécessaire. Nous croyons que l'expectoration subite, bien constatée, d'un liquide absolument transparent, en certaine quantité, équivaut au rejet des membranes d'hydatides. Mais si le diagnostic kyste hydatique est posé, le siège reste à déterminer. Le kyste peut en effet siéger dans le poumon ou dans le foie. L'expectoration biliaire lèvera tous les doutes. On devra donc toujours étudier avec soin la nature des cachats; on se rappellera que s'ils verdissent par l'acide nitrique, c'est qu'ils contiennent de la bile.

Mais il peut se faire que l'expectoration uniquement purulente ne contienne ni débris d'hydatides, ni bile, ou qu'elle renferme des membranes d'hydatides sans bile, ou enfin qu'elle soit composée d'un mélange de pus et de bile.

On pourra dans lé premier cas croire à une pleurésie enkystée de la base du poumon avec vomique, dans le second à un kyste du poumon ou de la plèvre, dans le troisième à un abcès du foie.

Lorsque l'expectoration sera uniquement purulente, nous croyons que la confusion avec une pleurésie enkystée accompagnée de vomique sera facile dans les cas où les signes stéthoscopiques consisteront seulement dans l'absence ou l'affaiblissement du murmure vésiculaire et où il y aura peu de développement du foie. L'erreur pourra au contraire être évitée, si des signes d'excavation, souffle amphorique ou caverneux, gargouillement, sont perçus non séulement à la région inférieure du thorax, mais plus bas, au niveau même de la région de l'hypochondre droit, et si le foie descend très-bas, s'il est depuis longtemps le siège de douleurs plus ou moins vives.

Si l'expctoration purulente contient des hydatides sans bile, comment distinguera-t-on le kyste du poumon de celui du foie?

Cadet de Gassicourt et Hearn (1) donnent à ce sujet de bonnes indications.

Le premier de ces auteurs donne d'abord comme signe d'ouverture de kyste du foie, la douleur vive au moment de la rupture du diaphragme; mais il s'empresse d'ajouter qu'elle n'est pas pathognomonique et cela pour deux raisons : et d'abord parce qu'elle peut manquer dans les cas de kyste du foie, et ensuite parce qu'elle peut avoir lieu dans le cas de kyste du poumon ouvert dans les bronches. Ce signe a donc très peu de valeur.

(1) Héarn. Kystes hydatiques du poumon et de la plèvre. Thèse de Paris, 1875.

Bien plus importante est l'existence de la sonorité tympanique observée à la région même du foie. Malheureusement, ce signe est loin d'être fréquent.

Hearn de son côté dit ceci : « Dans les kystes hépatiques, la matité se continue sans aucune ligne de démarcation du bord inférieur du foie vers la partie supérieure du kyste, dont la limite a une forme conique et n'occupe pas toute la largeur de la poitrine. Dans les kystes intrathoraciques au contraire, si le kyste n'était pas absolument situé au niveau de la base du poumon, il se pourrait qu'une zone légèrement sonore, vînt le séparer de la matité hépatique. » Cette dernière remarque nous parait juste, mais peut-être un peu trop théorique. Plus pratique est l'observation qui suit : « Quand le kyste est développé dans le foie, cet organe se trouve toujours plus ou moins abaissé, parfois d'une manière très notable. Le creux épigastrique est soulevé, le relief des dernières côtes effacé. Les kystes intrathoraciques au contraire ont beaucoup de facilité à s'élever dans l'intérieur du thorax. Aussi, n'abaissent-ils que fort rarement le foie. » Cet abaissement du foie, son augmentation de volume ont été, en effet, souvent d'un grand secours pour le diagnostic.

Pour Cadet, l'auscultation fournit, dans certains cas un renseignement pathognomonique. Ce sont les symptômes de caverne, respiration amphorique, résonnance considérable de la voix, énorme gargouillement, à la région même du foie, au-dessous des fausses côtes à une profondeur où le rebord du bord inférieur du poumon ne peut plus recouvrir le foie. Nous sommes absolument de cet avis. Nous avons constaté chez notre deuxième malade tous les signes d'une énorme excavation et cela presque jusqu'à la crête iliaque.

Oearn prétend que la fluctuation et le frémissement

hydatique ont été souvent constatés dans les kystes du foie, tandis qu'ils sont presque sans exemple dans les kystes intra-thoraciques. Nous avons vu plus haut ce qu'il faut penser de cette prétendue fréquence du frémissement hydatique.

Un signe très important par contre, c'est la rareté des hémoptysies dans les kystes du foie évacués par les bronches, opposée à la fréquence de ces hémorrhagies dans les kystes du poumon. Delgrange (1) montre en effet que dans les kystes pulmonaires l'hémoptysie est, pour ainsi dire, la règle, et surtout qu'elle se répète souvent. Dans nos observations, nous ne voyons cette hémorrhagie signalée qu'une fois, comme complication ultime qui entraîne la mort. (Obs. de Rendu).

Ainsi, cette absence d'hémoptysie, jointe à l'abaissement du foie, à une augmentation notable de la matité hépatique, au déjetement des fausses côtes, à la saillie de l'épigastre, à la présence de symptômes caverneux dans la région du foie sera du plus grand secours pour distinguer un kyste du poumon d'un kyste du foie ouvert dans les bronches.

Comme les kystes hydatiques, les abcès du foie ont une certaine tendance à se développer vers la cavité thoracique et à s'ouvrir dans la plèvre ou dans le poumon. A l'article foie, du *Dictionnaire encyclopédique*, nous voyons en effet, que parmi les divers modes de terminaison des abcès du foie, l'ouverture de ces collections dans la plèvre entre dans une proportion de 5,5 p. 100, l'évacuation par le poumon à travers les bronches dans une proportion de 10,5 p. 100.

(1) Delgrange. De l'expectoration dans les kystes hydatiques et spécialement dans les kystes pulmonaires. Thèse de Paris, 1879,

Que ces abcès soient le résultat de l'hépatite suppurée, ou de l'inflammation d'un kyste hydatique, les symptômes resteront les mêmes. On sera donc exposé à confondre un abcès vrai avec un kyste.

Nous l'avons déjà dit, aucun doute ne saurait exister, quand l'expectoration aura renfermé du liquide ou des vésicules hydatiques. Dans le cas contraire, l'étude attentive des caractères des crachats, pourra encore être très utile. Dans l'abcès du foie, les crachats sont généralement d'un rouge brun, formés par un mélange de pus et de sang, ressemblant à de la boue sanglante. Ce mélange de pus et de sang n'existe pas dans le liquide des kystes hydatiques.

C'est surtout aux commémoratifs et à l'étude de la marche de l'affection que l'on devra demander la clef du diagnostic.

On se rappellera alors que les abcès du foie, terminaison de l'hépatite, sont en somme beaucoup plus rares en France que les kystes hydatiques, qu'ils surviennent surtout chez des individus ayant habité dans des pays chauds, et principalement chez ceux qui ont eu la dysentérie. Puis on étudiera avec soin la marche des premiers accidents. On se souviendra que les phénomènes gastro-intestinaux, inappétence, diarrhée séro-sanguinolente, vomissements, fièvre sont habituels dans l'hépatite suppurée, tandis qu'ils sont beaucoup plus rares et surtout moins prononcés dans les kystes hydatiques. Enfin, signalons encore ces accès de fièvre pseudo-intermittents, revenant tous les sept ou huit jours. On sait en effet, et M. Charcot surtout l'a démontré, que ces cas sont souvent liés à des abcès du foie. Ces accès n'ont pas été signalés fréquemment dans les kystes hydatiques. Leur présence prouvera donc en faveur des abcès.

Pour terminer, nous avons encore à citer le cas remarquable de M. Laboulbène (1) dans lequel il y avait une expectoration biliaire des plus nettes. Ce professeur rejeta l'hypothèse d'un kyste hydatique du foie ouvert dans les bronches, malgré l'augmentation très nette du volume du foie, parce que la composition du liquide rendu par la toux n'était pas celle du liquide des kystes hydatiques, que l'examen de toutes les matières expectorées et celui des garde-robes n'ont jamais permis de constater la moindre membrane hydatique, ni un seul crochet d'échinocoque. Ce fait établit pour M. Laboulbène l'existence d'une espèce de fistule hépato-bronchique spontanée si l'on peut ainsi dire. Nous ne pouvons que signaler ce fait ; plus d'une observation serait nécessaire pour que l'on puisse poser à ce sujet les bases d'un diagnostic différentiel.

CHAPITRE VI.

TRAITEMENT.

Il n'est pas besoin de discuter longuement sur la conduite à tenir, lorsque l'ouverture d'un kyste hydatique du foie dans la cavité pleurale a été reconnue. Si 3 malades sur 15 ont guéri, ils doivent tous les trois leur guérison à une intervention active, à l'opération de l'empyème, pratiquée par M. Moutard-Martin. L'exemple de ce savant médecin

(1) Union médicale. Loc. cit.

devra donc toujours être suivi sans hésitation. L'opération de l'empyème est en effet le seul moyen de débarrasser la plèvre du pus et des hydatides qu'elle renferme. L'évacuation secondaire par les bronches avec formation de pyopneumothorax ne saurait être considérée comme un moyen efficace d'évacuation du kyste et par suite de guérison. Chez le malade de l'observation III l'opération fut même pratiquée, alors que le pyopneumothorax existait depuis longtemps. Une fois l'empyème pratiquée, il sera nécessaire de faire à l'intérieur de la cavité pleurale des lavages et des injections détersives. La conduite à tenir sera en somme absolument analogue à celle que l'on suit dans le cas de pleurésie purulente ordinaire ; nous ne pensons pas avoir besoin de nous appesantir davantage sur ce sujet.

Quand le kyste s'évacuera par les bronches, une intervention aussi active ne sera pas toujours nécessaire. Dans les cas où la santé générale sera peu compromise, on pourra se borner en quelque sorte à la thérapeutique des symptômes. On tâchera surtout de calmer la toux par les moyens ordinaires. Si l'expectoration est très-fétide, on pourra faire prendre aux malades soit de l'acide benzoïque, soit de la teinture d'eucalyptus, comme cela fut fait chez nos deux malades. On arrivera ainsi à diminuer beaucoup la fétidité si horrible de l'expectoration.

Mais, dans les cas moins heureux, alors que les malades rejettent une quantité énorme de liquide purulent, alors que l'abondance même de cette suppuration occasionne une véritable fièvre hectique, et qu'une mort certaine semble devoir être la terminaison rapprochée de l'affection, doit-on se borner à cette médecine palliative? N'est-il pas au contraire indiqué d'avoir recours à une intervention plus active? Nous pensons, pour notre part, qu'il n'y a pas à hésiter, et que la seule chance de sauver les malades consistera à ouvrir la cavité kystique et à la débarrasser de son contenu. La ponction aspiratrice simple sera le plus souvent insuffisante ; il faudra recourir soit à l'ouverture du kyste après application de caustiques, soit plutôt à la ponction avec un gros trocart dont la canule sera laissée en place pendant quelques jours et remplacée alors par une sonde en gomme élastique. Des lavages, des injections avec de l'eau alcoolisée, phéniquée ou iodée, seront faits fréquemment. En somme, le traitement dans ces cas graves, ne nous semble pas devoir différer de celui des kystes du foie non ouverts dans les bronches. Aussi n'en disons-nous pas davantage.

DEUXIÈME PARTIE

OBSERVATIONS

I. — Kystes ouverts dans la plèvre.

OBSERVATION I. — Kyste hydatique ouvert dans la plèvre. — Empyème. — Guérison. — Mort par tubercules pulmonaires (Moutard-Martin. Traité de la Pleurésie purulente, 1872, p. 21.)

Chauvin (Paul), pâtissier, 17 ans, faible, délicat. Visage d'une pâleur anémique prononcée, un peu pigmentée. Père mort à 52 ans d'un cancer de l'estomac. La mère vit encore. Une sœur morte de hisiphte pulmonaire. Lui-même, quoique délicat n'a jamais été sérieusement malade. Il ne toussait pas, ne s'essouflait pas facilement.

Il y a deux mois, fut pris de douleurs d'estomac revenant par accès. Trois semaines avant son entrée à l'hôpital, 6 octobre 1871, il fut pris, pendant la nuit, d'un violent frisson accompagné d'un point de côté intense à droite avec toux, sans expectoration. La respiration était fréquente et pénible, la fièvre vive. Pendant les huit jours qui suivirent, il y eut trois ou quatre fois par jour des frissons irréguliers. Depuis ce temps, les frissons ont disparu, mais la fièvre est continue, les sueurs nocturnes abondantes, la dyspnée considérable. L'état du malade paraît s'aggraver, ce qui le décide à entrer à l'hôpital le 6 octobre 1871.

L'état général déjà décrit persiste. Le pouls bat 130 fois par minute. T. A. 39°7.

A l'inspection du thorax, on voit que le côté droit est notablement dilaté, les espaces intercostaux bombés, malgré la maigreur du malade.

Pas d'œdème des parois thoraciques ni des lombes. Abolition complète des vibrations thoraciques. Matité complète dans tous les points du côté droit. Souffle bronchique très éloigné dans toute la moitié inférieure du côté, plus fort au niveau de l'épine de l'omoplate. Egophonie vers l'angle du scapulum se prolongeant jusqu'au sommet dans lequel on perçoit quelques râles muqueux. Rien à gauche.

Le foie déborde les fausses côtes de 4 cent. La pointe du cœur bat notablement en dehors du mamelon gauche. Pas de souffle. Pas d'albumine dans les urines.

En présence de ces symptômes, l'existence d'un vaste épanchement pleurétique ne pouvait faire doute. L'hésitation ne pouvait exister que sur la nature du liquide contenu dans la plèvre. La fièvre intense persistant depuis trois semaines, les frissons fréquents, les sueurs nocturnes, l'inappétence, la pâleur extrême de la face, l'habitus extérieur du malade pouvaient faire croire à l'existence d'une pleurésie purulente, malgré l'absence d'œdème des parois. L'abondance de l'épanchement, la dyspnée, indiquaient la nécessité d'évacuer immédiatement le liquide épanché, de quelque nature qu'il fût. Le doute devait donc être levé par la ponction et l'examen direct du liquide. Une ponction est donc pratiquée avec un trocart ordinaire et la baudruche sans donner aucun résultat. Pas une goutte de liquide ne sort. Immédiatement nous retirons la canule et introduisons l'aiguille moyenne de l'aspirateur Dieulafoy qui donne issue à 40 gr. de pus. Subitement l'écoulement s'arrête. Le pus, retiré en si petite quantité que ce soit, avait fixé le diagnostic de pleurésie purulente. L'absence de résultat de la première ponction, l'arrêt subit de l'écoulement du pus dans la deuxième, pratiquée avec l'aspirateur, nous donnaient l'assurance qu'il existait au milieu du pus des parties solides de volume suffisant pour oblitérer le calibre de la canule même avec aspiration. Il fallait agir, extraire le liquide avec les masses qu'il pouvait contenir, et le choix de l'opération me parut suffisamment indiqué.

L'empyème fut donc pratiqué le 9 octobre avec MM. Ed. Labbé et Dieulafoy.

Incision commencée à 6 cent. de l'épine dorsale intéressant le septième espace intercostal fut prolongée en avant dans une longueur de 6 centimètres.

Il sortit deux litres de pus ; à plusieurs reprises l'écoulement s'arrête et une masse d'un gris jaune, demi-transparente, vient obturer l'ouverture en faisant hernie au dehors. A quatre reprises, je saisis ces masses constituées par de vastes poches hydatiques rompues, et en même temps il sort par la plaie des poches hydatiques entières, transparentes et du volume d'un œuf.

Nous avions donc affaire à des hydatides suppurées. Le pansement fut fait après injection d'eau tiède alcoolisée.

10 octobre. Pour la première fois depuis dix-sept jours, le malade n'a pas de sueurs nocturnes. Il a bien dormi et peut rester couché sur le dos. Pouls toujours fréquent. 152 pulsations ; respiration tombée de 44 à 36. Ecoulement par la plaie de bien peu de liquide séropurulent, inodore.

Le 13. Suppuration presque nulle, un peu jaune. Dans les jours suivants, amélioration jusqu'au 23. Ce jour-là à la visite du matin, malade pâle, fatigué, nuit agitée, fièvre, inappétence. Suppuration plus abondante, un peu odorante. Injection avec eau tiède légèrement iodée.

Jusqu'au 31 octobre, alternatives dans l'abondance et l'odeur de la suppuration coïncidant avec les modifications dans le même sens de l'état général et pourtant la cavité se rétrécit de plus en plus.

A partir de ce moment, progrès constants de la convalescence. Etat général devient de meilleur en meilleur. L'appétit, les forces et l'embonpoint reviennent.

Le 10 novembre on cesse les injections qui ne pénètrent plus que dans un trajet fistuleux qui se ferme lui-même complètement le 24 novembre et qui s'ouvre de temps en temps pour donner issue à cinq ou six gouttes de pus qui ne viennent certainement pas de la cavité pleurale.

La sonorité est excellente du haut en bas de la poitrine sauf au pourtour de l'incision où existe un peu de submatité. Au sommet du poumon, on entend des râles à assez grosses bulbes qui me préoccupent un peu pour l'avenir au point de vue des tubercules. Respiration bonne jusqu'à la base à partir de l'épine de l'omoplate.

Le malade guéri pourrait sortir de l'hôpital si nous ne le conservions par pitié à cause de sa misère. Du reste, il travaille comme infirmier.

L'observation pourrait se terminer ici si elle n'avait un épilogue dont nous venons de voir le dénoûment.

Chauvin était bien portant quand, le 14 mars 1872, il demande une permission de sortie pour plusieurs heures. Le soir, après être rentré, il est pris d'un frisson violent avec fièvre, point de côté à droite, dans le côté opéré. Toux fréquente. Crachats pneumoniques abondants. A la percussion, son obscur à la base. A l'auscultation râles crépitants dans le tiers inférieur et souffle à la base.

Le malade ne se rétablit pas . Les symptômes de pneumonie de la base ont bien disparu. La fièvre n'existe plus. L'appétit est bon, mais le malade a maigri, toussé, craché. Matité dans le sommet droit en avant. Souffle amphorique dans la partie antérieure à droite; gargouillement au sommet gauche. Nous nous demandons s'il ne s'est pas développé de nouvelles hydatides dans le sommet du poumon droit, hydatides qui se seraient fait jour par les voies aériennes, en même temps qu'il existerait des tubercules.

Mort dans le marasme le 14 juin 1872.

Nous trouvons à l'autopsie le foie, dont le lobe droit est réduit à un tronçon du volume d'une pomme et bilobé. Le lobe gauche est énorme et à lui seul représente le volume d'un foie très-développé. Etat gras. Le poumon droit adhère de toutes parts à la paroi costale et surtout au diaphragme où il adhère à sa base par un véritable tissu cicatriciel qui se prolonge dans la substance du lobe droit du foie atrophié et dans lequel il forme un noyau du volume d'une noix. Le sommet du poumon contient une immense caverne; ses autres parties sont farcies de tubercules et de cavernes tuberculeuses.

Obs. II. — Kyste hydatique ouvert dans la plèvre. — Empyème. — Guéri- (Résumé). Moutard-Martin. Union méd.. 1873).

Un ancien sous-officer de spahis, âgé de 34 ans, entre dans le service dans les premiers jours d'août.

Depuis longtemps déjà il ressent une douleur dans le côté droit de la poitrine, tousse et est oppressé. L'examen direct montre une dilatation très prononcée de la moitié inférieure du côté droit du thorax, dilatation brusque formant un ressaut très accentué.

A la percussion, résonnance normale de toute la partie supérieure, cessant brusquement au niveau de la dilatation, remplacée par une matité complète jusqu'à la base de la poitrine.

A l'auscultation, respiration normale dans la moitié supérieure, nulle dans la moitié inférieure, cessant brusquement au niveau de la dilatation. Pas d'égophonie, pas de retentissement de la voix.

Le foie déborde les fausses côtes seulement de deux travers de doigt, n'est pas sensible à la pression.

Le malade accuse une oppression, grand essoufflement au moindre mouvement. Pas de fièvre.

Diagnostic : Pleurésie enkystée de la base du côté droit.

Thoracentèse avec appareil Potain. Deux litres de liquide lactescent, beaucoup plus fluide que le pus, très riche en chlorure de sodium, beaucoup moins riche au contraire en albumine que la sérosité ordinaire des épanchements pleuraux.

L'examen microscopique ne fait voir aucun crochet d'hydatide. Cependant, en présence de la forme du thorax et surtout de la constitution du liquide extrait, nous ne pouvons douter de la présence d'un kyste hydatique du foie développé à sa face supérieure et ayant fortement refoulé le diaphragme en haut et dilaté la base du côté droit du thorax.

Amélioration par l'évacuation du liquide qui se reproduit lentement. A la fin du mois d'août, une nouvelle ponction est proposée mais refusée.

Le 20 octobre, le malade revient dans un état alarmant ; suffocation effrayante, cyanose des lèvres et des mains, œdème des extrémités inférieures et de la partie inférieure du tronc ; œdème du côté droit du thorax qui présente un énorme développement. Fréquence extrême du pouls, orthopnée. Matité absolue de tout le côté droit du thorax en avant et en arrière.. Refoulement du médiastin à gauche. La pointe du cœur bat sous l'aisselle. Absence complète de bruit respiratoire dans tout le côté droit.

Diagnostic : Pleurésie purulente par ouverture d'un kyste hydatique dans la plèvre à travers le diaphragme.

Ponction avec aspirateur Potain. Un litre de pus, puis brusque arrêt de l'écoulement.

Le lendemain empyème. Cinq litres de pus. Ecoulement plusieurs fois arrêté par membranes hydatiques. Convalescence rapide.

Obs. III. — Kyste hydatique du foie ouvert dans la cavité pleurale droite. — Pyopneumothorax et vomiques abondantes. — Opération d'empyème. — Guérison. (Obs. rédigée par le docteur Robert de Pau).

Cette observation, rédigée par le malade lui-même, est publiée *in extenso* dans l'Union médicale du 9 décembre 1873. Sa longueur nous oblige à la résumer beaucoup, malgré tout l'intérêt qu'elle présente.

Début en décembre 1870 par hémoptysie abondante formée de sang noir, précédée d'une petite toux et suivie d'une fièvre légère. Puis survinrent de petits accès fébriles après le repas, du trouble du sommeil, de la perte de l'appétit. Pendant les premiers mois de 1871, douleurs intercostales vagues, toux opiniâtre, expectoration muqueuse, affaiblissement des forces.

En octobre, douleur subite à la base du côté droit dans un point fixe, augmentant à la pression et dans la station verticale assise. Le soir de ce jour, inpiration pénible puis sensation dans l'hypochondre droit qui rappelait celle de l'emphysème cellulaire aux doigts qui l'examinent. Deux jours après, le Dr Deboué constate un frottement ascendant et descendant; très peu de matité. Application de vésicatoire volant qui calme la douleur.

Le 9 novembre, pesanteur considérable dans la région du foie survenue subitement. Augmentation considérable du volume du foie. Affaiblissement du murmure respiratoire, frottements pleuraux dans le tiers inférieur de la région pulmonaire postérieure; œgophonie à l'angle inférieur de l'omoplate. Les jours suivants, sonorité tympanique étendue à toute la région pulmonaire antérieure droite, déplacement de la matité par le décubitus latéral gauche.

Jusqu'au 29, les symptômes persistèrent en s'atténuant. Le foie diminua de volume. La respiration restait très affaiblie et très pénible.

Le 30 janvier, le Dr Duboué constatait une diminution de tous les phénomènes stéthoscopiques précédents.

Du 30 janvier au 15 février 1872 quelques mouvements fébriles le soir seulement.

Dans la nuit du 16 au 17, fièvre vive. Réveil en sursaut, face vultueuse. Corps couvert de sueur. Respiration entièrement anxieuse.

Le 18, sensation d'un choc intérieur sur la paroi thoracique pendant que le malade se laissait aller brusquement dans un fauteuil.

Les Drs Duboué et Meunier constatèrent alors le bruit de flot, et un très léger tintement métallique. Matité absolue. Absence des vibrations thoraciques, absence de la respiration.

Diagnostic : Pleurésie purulente enkystée à la base avec pneumothorax.

Le 7 avril 1872, M. Moutard Martin pratique trois ponctions successives avec l'appareil Dieulafoy. Quelques gouttes d'un liquide sanguinolent s'écoulent seulement. Soulagement notable.

Jusqu'en novembre 1872, les forces revinrent progressivement; la fièvre n'apparaissait que rarement et était très légère. Mais à la moindre secousse, la fluctuation reparaissait un peu au-dessus du cul-de- sac pleural.

Le 20 novembre, la matité ne dépassait pas le bord supérieur de la 7e côte dans la région latérale droite et l'angle inférieur de l'omoplate. A ce niveau, frottement doux s'irradiant vers l'aisselle; la respiration faible, se percevait à 2 cent. au-dessous de lui.

A partir du 20 janvier 1873, fièvre quotidienne précédée d'un frisson. Sommeil tourmenté, interrompu; oppression grande. Toux fréquente. Expectoration qui parut renfermer du pus.

Le 3 février, toux convulsive, horriblement fatigante; environ 1/2 litre de pus fut expectoré, d'abord épais, puis liquide.

Le lendemain, nouveaux efforts de toux; nouvelle vomique auss abondante que la première.

Dès le 6e jour, diminution dans la quantité du pus expectorée.

Le 5 mars, toux extrêmement violente, vomique plus forte que jamais. Expectoration d'un litre de pus filant de saveur désagréable, d'odeur fétide, chaque jour.

Dès le 22, frisson violent; toux continue. Vomique.

Le 30 l'empyème fut pratiqué par M. Moutard Martin.

L'opération fut difficile, car il fallut aller très loin avant d'arriver à la collection purulente.

Il sortit une grande quantité de pus et d'hydatides.

Des injections alcoolisées furent faciles dans la plèvre.

La convalescence fut assez vite établie. L'état général s'améliore lentement.

Bref, le 24 août 1873 le malade pouvait être considéré comme absolument guéri.

La respiration était libre entièrement dans la région latérale droite, et très distincte en arrière jusqu'au niveau de la plaie, elle disparaissait immédiatement au-dessous. Le foie, encore volumineux, atteignait la ligne blanche dans la région épigastrique et débordait le bord inférieur des fausses côtes de 2 centimètres dans la ligne axillaire.

Obs. IV. — Kyste hydatique purulent ouvert dans la plèvre. — Thoracentèse, par M. Peter, Soc. méd. des hôp, de Paris, séance du 23 sept. 1863, compte-rendu in Union méd., 1863, p. 172.

Femme de 25 ans, de bonne santé habituelle entre dans le service du prof. Trousseau le 11 septembre 1863 avec un ictère des plus foncés.

Il y a 3 ans accès de colique de 12 heures de durée, à la suite duquel elle a eu un ictère qui a persisté 3 semaines.

Il y a 3 semaines, vives douleurs à l'épigastre et à l'hypochondre droit, qui ont duré 2 jours; elles étaient celles qu'on désigne sous le nom de coliques hépatiques.

Ce fut le diagnostic porté par M. Segond-Féréol.

L'ictère survint au bout de 2 jours. Les accès de douleur revenaient périodiquement tous les 2 jours, le soir et duraient au plus 2 à 3 heures.

A dater de cette époque, il y eut habituellement de l'anorexie et de la dyspepsie et des douleurs continues, mais tolérables, indépendamment de celles qui survenaient par accès.

A l'entrée de la malade à l'hôpital: Ictère très foncé, avec prurit intense. Foie très volumineux, envahissant tout l'épigastre et présentant 15 centimètres de diamètre vertical sur la ligne mamelonnaire Douleur à la pression au niveau des fausses côtes droites; on n'y constate ni fluctuation, ni bosselures. Pas de fièvre.

Diagnostic: Coliques hépatiques. Congestion considérable et consécutive du foie.

Le lendemain fièvre ardente se développe en même temps que la malade ressent une très vive douleur dans l'hypochondre droit. Epistaxis.

Le foie est devenu beaucoup plus douloureux.

Diagnostic: Hépatite. 20 sangsues à l'anus qui coulent abondamment et soulagent manifestement. 3 jours après, douleur atroce survient tout à coup au niveau de la base de la poitrine, puis envahit tout le côté droit et s'irradie jusqu'à l'épaule correspondante. Rien à l'auscultation.

On diagnostique une pleurésie diaphragmatique.

Ce n'est que trois jours plus tard qu'on entend du souffle et de l'égophonie au 1/3 moyen de la région dorsale droite.

Il y a du son skodique dans la région sous-clavière. Matité en avant à partir de la 4e côte. Le lendemain, la matité a envahi tout le côté droit, en arrière jusqu'à la fosse sus-épineuse. Souffle voilé avec égophonie dans les fosses sus et sous-épineuses.

Le 19, 5 jours après le début de ces accidents du côté de la plèvre, la respiration était très anxieuse et l'épanchement très considérable, M. Trousseau fait pratiquer la thoracentèse au lieu d'élection. Rien ne sort. L'introduction du stylet mousse détermine la sortie de quelques cuillerées de pus très fétide. Puis, rien ne sort. Enfin une plus grosse canule, étant introduite il en résulte l'issue d'un 1/4 de litre de pus toujours très fétide et de débris d'hydatides peu volumineuses et flétries. A chaque instant, ces hydatides se présentent à la canule, l'oblitèrent et s'opposent à l'évacuation complète de la poitrine.

Mort le lendemain.

A *l'autopsie.* — 1o Hypertrophie du lobe gauche du foie qui se prolonge jusque dans l'hypochondre et touche à la rate;

2o Dans le lobe droit, au niveau du bord postérieur, en contact immédiat avec la face inférieure du diaphragme, kyste capable de loger le poing d'un adulte.

Les parois de ce kyste sont revêtues dans la plus grande partie de leur étendue d'une couche assez épaisse de substance calcaire. Dans l'intérieur se voit du pus et au milieu nagent des hydatides flétries.

Le kyste est perforé en 3 points: Une de ces perforations s'ouvre au-dessus du diaphragme. Il en résulte l'existence d'une cavité accidentelle située entre la face convexe du foie et la face inférieure du diaphragme et circonscrite à la périphérie par des adhérences entre le foie et le diaphragme. La 2e débouche dans le canal cholédoque très dilaté et contenant 4 petites hydatides ratatinées et exactement moulées sur le conduit qu'elles oblitèrent. La 3e débouche dans la cavité pleurale à travers le diaphragme perforé.

La cavité de la plèvre contient un vaste épanchement purulent, au milieu duquel nagent quelques hydatides. Fausses membranes épaisses de formation évidemment récente sur la plèvre.

Obs. V.—Kyste hydatique du foie ouvert dans la plèvre. (Cruveilhier. Dict. de médecine et de chirurgie pratiques, art. Ancéphale, p. 239.)

Femme de 36 ans prise tout à coup de vomissements très abondants, avec douleurs vives à l'hypochondre droit, fièvre, teint ictérique.

Entre 2 mois après à l'Hôtel-Dieu. Augmentation notable du volume du foie. Fièvre continue avec redoublement le soir. Douleur à l'épaule, oppression, impossibilité de se coucher sur le côté droit.

La malade meurt suffoquée un mois après.

Autopsie. — La cavité thoracique contient de 2 à 3 pintes de sérosité jaunâtre au milieu de laquelle nageaient une multitude d'acéphalocystes. Poumon parfaitement sain et libre d'adhérences. Diaphragme et plèvre correspondantes, perforées par une ouverture inégale, circulaire du diamètre d'une pièce de 20 francs, conduisant dans un kyste énorme contenu dans l'épaisseur du foie près de son bord postérieur.

Obs. VI. — Kyste hydatique du foie ouvert dans la plèvre. — Pleurésie avec épanchement, par le docteur Foucart, chef de clinique de la Faculté. (Résumé.) In Gazette des hôpitaux, 1857, p. 497.

Julie Henriot, 30 ans, entre à l'Hôtel-Dieu, salle Saint-Antoine, n° 6, le 21 avril 1851.

9 jours avant, point de côte à l'angle de l'omoplate survenu sans cause avec toux sèche, frissons, état fébrile.

A l'entrée, fièvre, dyspnée. Pas de crachats.

Matité complète du côté droit de la poitrine en avant et en arrière. Aucun bruit respiratoire, même éloigné ; pas de souffle bronchique ; pas d'égophonie. Aucun râle. Foie abaissé avec tumeur dure, volumineuse, rénitente.

A gauche aucun phénomène anormal.

Le 29, thoracentèse pratiquée par Jobert. 2 litres de liquide parfaiment limpide se coagulant par la chaleur.

Suffocation intense et mort le 12 mai.

Autopsie. — Deux grosses tumeurs constituent les 2/3 superieurs du foie qui est énorme.

La plus grosse adhère au diaphragme avec lequel elle se confond. Une ponction pratiquée dans le 6 espace intercostal droit, alors que la poitrine n'a pas été ouverte laisse écouler environ 5 à 5 litres 1/2 de liquide. En même temps les tumeurs du foie diminuent de volume et leur résistance est moins grande.

Obs. VII. — Kyste hydatique du foie ouvert dans la plèvre, par Clemot.
(Gazette des hopitaux, 1832, p. 31.)

Le 19 janvier entre salle Saint-Louis un matelot de 45 ans accusant depuis la veille des douleurs vagues réputées rhumatismales. Le lendemain état très grave. Suffocation imminente. Extrémités froides ; pouls petit, concentré, précipité.

Côté droit de la poitrine immobilisé. Matité dans toute son étendue. A gauche sonorité normale. Respiration insensible.

Diagnostic : Péripneumonie, traitement, saignée du bras, puis 40 sangsues. Mort dans la nuit.

Autopsie. — Cavité pleurale contenant 5 à 6 pintes de liquide séro-purulent bourbeux, au milieu duquel nagent une multitude d'acéphalocystes de diverses grosseurs, de la grosseur d'un pois à celle d'une orange. La plèvre est tapissée de fausses membranes minces. Poumon comprimé, aplati, réduit à l'épaisseur de 2 doigts à peu près, refoulé à la partie interne de la cavité thoracique.

Diaphragme et partie convexe du foie adhérents. On fait refluer par la pression une quantité de liquide et d'acéphalocystes pareils à ceux trouvés d'abord. Le kyste communique avec la poitrine par une ouverture à bords frangés de la largeur d'une pièce de 5 francs.

Obs. VIII. — Kystes hydatiques du foie ouverts ouverts dans la plèvre.
(In Bull. de la Soc. Anat., 1867, p. 17.)

M. Legroux présente un foie devenu le siège de kystes hydatiques chez un malade de 16 ans. Ce jeune homme avait présenté tous les signes d'un kyste du foie ; aussi l'avait-on traité par l'ouverture au trocart, après application de potasse caustique. Il semblait guéri quand, 6 mois après, il fut pris d'une douleur vive dans le côté droit et d'un épanchement thoracique qui fit croire à la rupture d'un kyste dans la plèvre. Une ponction fut faite, et il sortit de la poitrine du pus et des poches d'hydatides. Le malade fut pris ensuite d'une expectoration biliaire et mourut en pleine fièvre hectique.

A l'*autopsie*, premier kyste guéri avec parois revenues sur elles-mêmes ; une autre poche était placée entre le foie et le poumon et avait donné lieu aux phénomènes ultimes.

Obs. IX — Ouverture dans la plèvre. Quelques cas de maladie hydatique par Haberston, in Guy's hospital Reports, série 3, vol. XVIII, p. 373 (1).

Femme de 40 ans, ayant eu fréquemment déjà des vomissements et de l'ictère.

A son entrée, à la base de la poitrine à droite, matité, frottement pleural, souffle égophonie. Augmentation de la matité hépatique, saillie lisse, unie, régulière, non fluctuante, douloureuse, siégeant à l'épigastre, appartenant manifestement au foie.

Mort par aggravation des symptômes thoraciques.

Autopsie. — Kyste purulent dans le lobe gauche du foie, communiquant par un orifice arrondi avec la cavité pleurale droite.

Obs. X. — (Résumée). Tumeur hydatique du foie s'ouvrant dans la plèvre droite. — Empyème. — Mort (2).

Louise R..., 17 ans, entrée le 28 mars 1861, à l'hôpital Middlesex, service de H. Thompson. 15 jours auparavant avait été prise subitement d'une douleur aiguë dans la partie supérieure de l'abdomen et dans les deux côtés de la poitrine; puis dyspnée, symptômes fébriles et grande prostration. A l'entrée: pouls petit, faible. Toux légère, matité et absence de murmure respiratoire dans tout le côté droit de la poitrine, sauf dans l'espace sous-claviculaire. Matité et respiration affaiblie à la base du poumon gauche. La matité hépatique sur la ligne droite mammaire s'étendait à près de 4 pouces au-dessous du rebord des côtes. Pas d'ictère ni d'ascite ; mais albumine dans l'urine.

Fièvre hectique, grande prostration. Mort le 8 avril, un mois après l'apparition du premier symptôme.

Autopsie. — Cavité pleurale droite remplie de pus dans laquelle nagent d'innombrables vésicules hydatiques du volume d'une tête d'épingle à celui d'une orange. Poumon droit affaissé, carnifié, sauf au sommet. Du bord postérieur du lobe droit du foie partait un kyste gros comme une tête d'enfant et solidement fixé au diaphragme. A sa partie supérieure, rupture à travers le diaphragme d'un pouce 1/2 de diamètre par laquelle le kyste communiquait avec la plèvre droite.

(1) Revue des Sciences méd., 1873, t. II, 180.

(2) Murchison. Leçons cliniques sur les maladies du foie, traduites par le docteur Jules Cyr, 1878.

Obs. XI. — Tumeur hydatique du foie, rupture dans la plèvre droite. — Empyème. — Péricardite, in Murchison.

Georges K..., 54 ans, entre le 25 avril 1854 dans le service du docteur Hawkins, à l'hôpital Middlesex.

Avait été pris 4 mois auparavant d'une douleur subite dans tout l'abdomen, mais surtout dans l'hypochondre droit, s'irradiant à l'épaule droite. Cette douleur et un léger degré d'ictère persistèrent. Au moment de l'examen, le malade est très faible, très émacié, se plaignant d'une toux incessante. Foie très gros, s'étendant jusqu'à l'ombilic. Voussure considérable du côté droit de la poitrine où la percussion donnait partout de la matité et où l'on n'entendait plus le murmure respiratoire, sauf en arrière et en haut près de la colonne. La malade s'affaiblit de plus en plus et mourut le 10 mai.

Autopsie. — Cavité pleurale droite remplie d'un liquide jaunâtre, trouble, semi-purulent, contenant des amas de matière gélatineuse, qu'on reconnut être des vésicules hydatiques. Poumon droit comprimé, aplati, fixé au diaphragme à sa base par des adhérences. Foie très gros, solidement adhérent au diaphragme. A sa partie postérieure droite, cavité grosse comme un œuf de cygne renfermant des kystes hydatiques, sa paroi supérieure était constituée par le diaphragme sur lequel se trouvait une large ouverture par où cette cavité communiquait avec la plèvre droite.

Obs. XII (1). — Kyste hydatique du foie ouvert dans la plèvre. — Evacuation secondaire par les bronches.

Une femme de 42 ans, domestique, bien réglée, présente à son entrée dans le service de M. Fouquier, à la Charité, des symptômes d'hépatite aiguë. Ictère très prononcé. 3 ans auparavant elle avait eu quelques douleurs dans l'hypochondre droit ; depuis il y avait eu des dérangements peu prononcés de la digestion, alternant avec un calme complet sans ictère. 2 ans plus tard douleurs fortes, ictère léger.

A son entrée, 18 mars 1828, on diagnostique hépatite aiguë consécutive à de l'hépatite chronique, avec développement du lobe gauche du foie qui descend à l'ombilic.

12 avril. Douleurs vives dans le côté droit de la poitrine. Dyspnée,

(1) Barrier. De la tumeur hydatique du foie. Thèse, 1840.

toux, crachats écumeux rouges ou verts, filants, épais, adhérents au vase.

Percussion et auscultation négatives.

Le 16. Aggravation des symptômes. Matité à la base du poumon droit avec absence d'expansion vésiculaire en haut, sonorité plus prononcée, respiration amphorique.

Les accidents vont croissant de plus en plus. Mort le 25 avril.

Autopsie. — Tumeur du foie affaissée, occupant le lobe droit et contenant encore beaucoup d'hydatides. La poche a suppuré et s'est vidée à travers le diaphragme dans la plèvre et dans le poumon. Il y a plusieurs fistules pleuro-bronchiques et pneumo-thorax.

La poche est entourée par le tissu du foie.

Liquide séreux et hydatides nombreuses dans la plèvre droite qui est enflammée.

Obs. XIII (1). — Tumeurs hydatiques volumineuses communiquant l'une avec la cavité pleurale droite, l'autre avec le poumon gauche et l'estomac, par le docteur Russel. (Med. Times and Gaz.)

Malade souffrant depuis 5 mois, avait de la fièvre, du délire et de la diarrhée. Quinze jours avant sa mort, ressentit une vive douleur dans les deux côtés de la poitrine; huit jours après, il commença à tousser d'une manière incessante et sa toux était suivie d'une expectoration abondante de mucosités bilieuses et fétides.

A l'*autopsie*, on trouve qu'un kyste, du volume d'une tête d'enfant, s'était ouvert dans la cavité pleurale droite.

Il y avait deux litres de liquide comprimant le poumon.

Les parois du kyste adhéraient très fortement au diaphragme et à la paroi costale.

Un deuxième kyste, gros comme une orange, rempli de liquide muqueux, teinté de bile, quoiqu'on n'ait pas trouvé de communication avec les conduits biliaires, était ouvert dans le poumon gauche et dans l'estomac. Des hydatides en grand nombre se trouvaient dans l'estomac et dans le poumon.

Obs. XIV. — (Valsalva?) Observation empruntée au livre de Davaine.

Une femme sexagénaire se plaignait depuis longtemps d'une dou-

(1) Revue des sciences médicales, 1873, p. 114.

leur au-dessus de l'ombilic. Elle avait de la toux, de la dyspnée, et quelques jours avant sa mort son ventre se tuméfia tout à coup considérablement et ses pieds s'œdématièrent.

A l'*autopsie*, on trouve le foie dur, la vésicule pleine de calculs ; un amas de vésicules pleines de sérosité attachées au foie ; un abcès occupant plus du tiers de cet organe ; la matière de l'abcès, après avoir perforé le diaphragme, s'était précipitée dans la cavité droite de la poitrine qui était totalement remplie d'un pus sanieux ; cependant le poumon était sain (1.)

Obs. XV. — (Bianchi), empruntée à Davaine.

« Talem saccum, gelatinosa materia plenum, ad plures libras accumulata, in gibba hepatis regione; in cadavere invenit Bianchus : ingens ille tumor diaphragma tandem laceraverat et in cavum dextrum thoracis magnam partem contentæ materiæ effuderat et tandem suffocaverat hominem (2). »

II. *Kystes ouverts dans le poumon et les bronches.*

Obs. XVI (personnelle). — Kyste hydatique du foie ouvert dans les bronches.

Alexandrine Ferrand, 39 ans, entre le 13 juillet 1879 à la Pitié, service de M. Gallard, salle du Rosaire, n° 18.

(Nous transcrirons d'abord les renseignements qui ont été fournis à M. Gallard par le docteur Jirou, qui avait soigné la malade en ville.)

En 1877, j'ai vu cette dame deux fois à trois ou quatre jours d'intervalle. Le premier jour je constatai des accès de fièvre intermittente, peu nets, vespéraux et dont la signification me parut donnée à la deuxième entrevue, par l'apparition d'un certain degré d'ictère (accès pseudo-intermittents hépatiques.

Le 21 janvier 1879, toux, fièvre, point de côté sous le sein droit,

(1) Morgagni. De sedibus, epist. XXXVI, § 4.

(2) Bianchi. Historia hepatica, pars XI, cap. v, § 12, t. I, cité par van Swieten.

matité complète à ce niveau, décroissant graduellement à la limite supérieure qui n'a jamais été brusque et n'a jamais varié suivant la position donnée au thorax. En bas, elle se confondait sans ligne de démarcation avec la matité hépatique. Elle gagna rapidement du terrain et ne tarda pas à s'étendre à la moitié de la hauteur du poumon en arrière, et à atteindre le sommet du creux axillaire et la région sous-claviculaire. Ni alors, ni plus tard, il n'y eut jamais ni râles crépitants, ni souffle, ni égophonie, ni bronchophonie. Vers le mois de mars seulement, alors que la malade allait déjà bien, j'ai trouvé un râle sous-crépitant à bulles volumineuses, dans l'angle antérieur du creux axillaire sous le bord du grand pectoral.

L'état général devenait grave ; fièvre forte, un peu de délire nocturne pendant quelques jours. A cette époque les crachats prenaient des caractères particuliers : muco-purulents, opaques, nummulaires, non déchiquetés, nageant dans une pituite diffluente peu abondante, sans se confondre ni s'accoler. Leur coloration d'intensité variable a présenté toutes les nuances de l'orange. Ils étaient en très grand nombre, pointillés de sang.

Il m'est assez difficile d'évaluer la quantité de crachats expectorés. Elle a dû dépasser à un moment donné la contenance d'un crachoir ordinaire des hôpitaux par vingt-quatre heures. Elle n'atteignit pas ce maximum dès le début et brusquement, mais plus tard et par une progression rapide. Elle décrut ensuite lentement.

Vers la quatrième ou cinquième semaine se montrèrent dans les crachats des peaux. Je n'ai jamais vu que des lambeaux membraneux, très irrégutiers, à surface quelquefois lisse, ordinairement tomenteuse. La malade me dit avoir expectoré des vésicules entières ; je n'en ai jamais eu sous les yeux. A partir du moment de leur apparition les débris membraneux ont toujours persisté avec des intermittences de durée variable. Lorsqu'il furent constatés, l'état général était déjà meilleur.

J'ai vu ensuite la matité en arrière disparaître complètement en laissant quelque temps après un très fort bruit de frottement superficiel. Vers le mois de mars, il n'y avait plus de fièvre que le soir avec sueurs nocturnes peu prononcées. En avril, la malade commence à sortir et reprend son travail en mai. Je ne la revois qu'en juillet. Elle venait de contracter une bronchite accompagnée de coryza ; bientôt apparaissaient une fièvre modérée, une toux excessivement fréquente et pénible et des crachats muqueux, légèrement purulents, peu aérés, colorés en vert clair et se fondant dans le crachoir en une masse homogène visqueuse. La quantité en était prodigieuse. La malade accuse en même temps à l'épaule droite une douleur assez vive, dont elle m'avait déjà parlé à plusieurs reprises vers le mois de février.

C'est alors qu'elle entre dans le service de M. Gallard.

Voici l'état dans lequel nous la trouvons le 20 août :

C'est une femme qui paraît robuste, qui n'est pas amaigrie; pas de teinte ictérique.

Elle est absolument sans fièvre, mais se plaint d'avoir quelquefois des sueurs pendant la nuit. Quelques douleurs peu intenses à la région du foie retentissant jusqu'à l'épaule.

Les fonctions digestives se font très-bien. L'appétit est bon. Il n'y a ni vomissements, ni diarrhée.

La toux et l'expectoration sont les deux seuls symptômes qui inquiètent et fatiguent la malade.

La toux, beaucoup plus fréquente la nuit que le jour, a lieu par quintes plus ou moins rapprochées. Ces quintes qui durent quelques minutes se terminent par le rejet, soit de liquide, soit de fausses membranes.

Le liquide expectoré consiste en une véritable purée grisâtre, homogène, adhérant légèrement au fond du vase, un peu, mais finement aérée, offrant certains jours par place des stries d'un jaune verdâtre, rappelant absolument la coloration de la bile. L'odeur de ces crachats est fade plutôt que réellement fétide. Leur saveur est très amère. La malade leur trouve un goût de fiel atroce.

M. Chereau, interne en pharmacie du service, voulut bien y rechercher la présence de la bile, il ne put pas y arriver; nous sommes persuadé pourtant qu'ils contenaient des éléments de la bile; leur coloration, leur saveur l'indiquaient assez. L'abondance de l'expectoration fut très variable pendant le séjour de la malade à l'hôpital. Jamais elle ne dépassa un crachoir dans les vingt-quatre heures.

En même temps que le liquide, la malade rejetait de temps à autre des membranes qui représentaient bien des membranes d'hydatides. Nous n'avons jamais pu voir de vésicules pleines, mais nous en avons vu qui n'offraient qu'une petite perforation. Ces lambeaux d'hydatides se présentaient sous la forme de lamelles très minces, lisses, presque transparentes, teintées en jaune. Notre excellent ami Letulle a bien voulu les examiner au microscope; voici la note qu'il nous a transmise :

L'examen histologique permet de reconnaître que ces membranes jaunes recueillies dans les crachats sont constituées manifestement par des fragments de membranes d'hydatides.

Ces fragments sont colorés en jaune dans toute leur épaisseur et cette coloration tient surtout à une imbibition totale de la substance amorphe qui les constitue; on retrouve cependant en bon nombre de points des petites masses colorées en jaune clair, très brillantes, rappelant assez bien des débris de cristaux d'acide urique fortement teintés. Il s'agit là de matière colorante biliaire déposée, sinon infiltrée dans les membranes hydatiques.

L'absence complète de vaisseaux dans l'épaisseur de ces lames jaunâtres, leur transparence presque parfaite ne peuvent faire admettre qu'il s'agisse de fausses membranes inflammatoires, non plus que de fausses membranes bronchiques, la fibrine faisant complètement défaut.

L'examen de la malade nous donna les résultats suivants :

La région de l'hypochondre droit est manifestement plus volumineuse, plus bombée que celle du côté opposé. Les fausses côtes droites sont déjetées en dehors. La palpation montre que le bord inférieur du foie descend bien au-dessous du bord inférieur des fausses côtes, et qu'il atteint presque l'ombilic; le foie est lisse, uni, sans bosselures. On ne perçoit pas le moindre frémissement hydatique.

La percussion donne en avant, du côté droit, de la sonorité à peu près normale, pourtant un peu moindre qu'à gauche dans le premier espace intercostal. La sonorité s'affaiblit beaucoup dans le deuxième espace et, à partir de la troisième côte, elle est remplacée par de la matité absolue. Cette matité complète s'étend sans interposition d'aucune zone sonore, jusqu'à 2 centimètres au-dessus de l'ombilic. En percutant vers l'aisselle droite, on voit que la matité remonte sur la ligne axillaire jusqu'à deux travers de doigt du sommet du creux de l'aisselle. En arrière, la sonorité est au contraire normale dans les deux tiers supérieurs. Elle est passablement amoindrie dans le tiers inférieur seulement.

L'auscultation en avant et à droite fait percevoir la respiration normale dans les deux premiers espaces intercostaux; plus bas, elle est remplacée par un silence absolu. En arrière, elle est également normale sur presque toute la hauteur; tout à fait en bas pourtant elle est affaiblie.

En aucun point on ne perçoit ni râles, ni souffle ; en aucun point non plus on ne découvre ni égophonie ni bronchophonie.

A gauche sonorité et respiration absolument normales.

Le cœur n'offre rien de particulier à noter.

Ces signes physiques ne se modifièrent pas sensiblement tant que la malade resta à l'hôpital. Pourtant au bout d'une quinzaine de jours le bord inférieur du foie était plus élevé ; le foie semblait avoir diminué de volume.

L'expectoration diminua notablement d'intensité, et sous l'influence de l'administration d'un julep contenant 0,50 d'acide benzoïque perdit toute mauvaise odeur.

L'état général restait excellent. L'appétit était très satisfaisant. La malade voulut quitter l'hôpital peu de temps après. Elle expectorait encore du liquide purulent et de temps en temps des débris d'hydatides.

Obs. XVII (personnelle). — Kyste hydatique du foie. — Ouverture dans les bronches. Péritonite par perforation. — Mort.

La nommée Barthmann, âgée de 41 ans, blanchisseuse, entre le 15 octobre 1879 à la Pitié, dans le service de M. le professeur Peter, salle Notre-Dame, n° 34.

Cette femme nous raconte qu'elle habite Paris depuis dix-huit ans, et qu'elle n'a jamais fait de maladie sérieuse. Il y a deux ans environ elle a commencé à tousser. Sa toux devint très fréquente, et avait lieu par quintes qui survenaient de temps en temps, à intervalles irréguliers. Elle ne s'accompagnait d'aucune expectoration. Il n'y avait alors aucun autre symptôme. La malade n'éprouvait pas de douleur, pas de point de côté. Elle mangeait bien, n'avait aucun trouble digestif, ne vomissait pas et n'avait pas de diarrhée. Bref, à part sa toux, elle pouvait se considérer comme très bien portante et travaillait sans fatigue.

Il y a six semaines environ, la malade s'était couchée aussi bien portante que d'habitude, lorsqu'un matin, en se levant, elle fut prise tout à coup d'une petite quinte de toux à la fin de laquelle elle expectora un liquide absolument clair, limpide et transparent comme de l'eau, ne contenant aucune espèce de fausse membrane. Elle en rejeta environ la valeur d'un bol en une seule fois. Une pareille expectoration ne se renouvela pas dans la journée. La malade y fit peu d'attention le premier jour. Elle n'éprouva à ce moment ni douleur de côté violente, ni frisson. Elle put travailler pendant toute la journée, mais le jour même elle remarqua que sa peau devint le siège d'une éruption consistant en plaques rouges saillantes et qui était le siège d'une vive démangeaison.

Le lendemain la malade fut prise de quintes de toux plus intenses que d'habitude et qui ne firent qu'augmenter les jours suivants. En même temps, elle commença à cracher un liquide jaunâtre assez épais. Puis elle se mit à maigrir, à perdre l'appétit et les forces ; une légère teinte jaune survint bientôt. L'expectoration continua, devint de plus en plus abondante ; la malade s'affaiblit rapidement, au point de ne plus pouvoir travailler.

Lorsque nous la voyons le 17 octobre, voici l'état dans lequel nous la trouvons.

C'est une femme qui paraît peu forte, très amaigrie, et dont les téguments ont une teinte ictérique très nette. Elle a très peu de fièvre ; elle est très affaiblie, ne mange presque pas.

Nous ne constatons pas d'œdème des membres inférieurs.

Lorsqu'on s'approche d'elle, ce qui frappe tout d'abord, c'est l'odeur épouvantablement fétide de son haleine et de ses crachats : ce n'est pas l'odeur véritable de la gangrène pulmonaire ; c'est quelque chose de spécial, d'encore plus affreux.

Le crachoir est à peu près plein d'un liquide assez épais, d'une sorte de purée de coloration jaune très foncée. Lorsqu'on assiste à l'expectoration même, on voit qu'à certains moments le liquide rejeté est absolument jaune comme de la bile ; à d'autres instants la coloration est moins franchement jaune ; elle se rapproche davantage de la couleur du pus ordinaire. L'addition à ce liquide d'acide nitrique lui fit prendre une coloration vert-de-gris très nette, ce qui démontre bien la présence de la bile.

La quantité de liquide expectoré a beaucoup varié. Elle atteignit deux crachoirs par jour à certains moments. Le rejet du liquide avait lieu à la suite de quintes de toux. Il était toujours plus abondant quand la malade était couchée et surtout quand elle passait de la position assise à la position couchée.

A l'examen de l'abdomen, on voit facilement une voussure, un développement notable de la région de l'hypochondre droit ; puis, on constate à la palpation que le foie descend très bas, à droite, presque jusqu'à la crête iliaque, que sa surface est égale, lisse, sans bosselures. On n'y trouve pas de fluctuation. La percussion confirme les résultats de la palpation et ne fournit pas de frémissement hydatique. Il n'y a pas d'ascite.

En aucun point de l'abdomen on ne constate d'autre tumeur.

La percussion de la région thoracique donne la sonorité parfaitement normale à gauche dans toute la hauteur de la cage thoracique. Dans la moitié inférieure droite, il y a de la matité qui se continue sans ligne de démarcation avec la matité hépatique, celle-ci descendant très bas. En avant, la sonorité normale n'existe que dans les trois premiers espaces intercostaux.

A l'auscultation, respiration très dure, expiration très prolongée dans la moitié inférieure à droite et en arrière. Plus bas, souffle très intense, caverneux, à timbre amphorique, éclatant sous l'oreille, surtout prononcé à l'expiration, descendant presque jusque près de la crête iliaque. Pectoriloquie dans les mêmes points. La toux ne donne pas de gargouillement. On ne perçoit aucun râle.

Sur les côtés on entend, mais très rarement, le tintement métallique. Enfin, en secouant la malade, on détermine très-nettement le bruit de succussion hippocratique; ces deux signes ne sont perçus que dans la région latérale du thorax, à peu près au niveau du foie.

En avant, silence respiratoire absolu sur toute la hauteur.

Du côté gauche, aucun phénomène stéthoscopique anormal.

Rien de particulier à noter du côté du cœur.

Pendant les huit ou dix jours qui suivirent l'entrée de la malade à l'hôpital, son état général s'améliora d'une façon très notable. Pour atténuer la fétidité de l'expectoration, on prescrivit de la teinture d'eucalyptus à la dose de 1 gramme par jour dans un julep; on alimenta la malade autant que possible.

L'appétit revenait un peu, les forces augmentaient petit à petit; la malade se trouvait elle-même beaucoup mieux quand tout à coup éclata la complication qui devait l'enlever.

Le 25 nous l'examinâmes de nouveau. Nous la trouvions dans un très bon état général; mais depuis le matin elle avait une éruption siégeant surtout aux bras et sur la poitrine et qui offrait les caractères les plus nets de l'urticaire. Le lendemain elle fut prise de douleurs abdominales vives, avec ballonnement considérable, vomissements, et vingt-quatre heures après elle était morte.

L'autopsie fut faite le 27 octobre 1879.

A l'ouverture de la cavité abdominale on trouve les lésions de la péritonite aigüe généralisée : quantité assez abondante d'un liquide jaunâtre, accolement des anses intestinales entre elles. Séreuse péritonéale très vascularisée.

Le foie est très déformé et déplacé. Il a basculé de telle sorte que son bord inférieur est devenu presque vertical. Il est ratatiné, atrophié, cirrhotique, mais une languette du lobe droit descend très bas près de la crête iliaque droite. Le lobe gauche a presque disparu ou plutôt il est remplacé par une énorme poche fluctuante. Celle-ci semble avoir perforé le diaphragme au niveau de son centre environ, puis avoir envahi la cavité pleurale droite dont elle occupe la plus grande partie. Elle refoule en effet le poumon droit jusqu'au niveau de la troisième côte en avant ; déborde la ligne médiane et refoule la cloison médiastine de deux travers de doigt vers la gauche ; ses dimensions sont environ de 14 cent dans le sens vertical sur 20 dans le sens transversal.

Cette poche adhère par sa paroi supérieure à la face inférieure du poumon droit, par sa paroi inférieure elle se confond avec le lobe gauche du foie.

Au niveau des adhérences du kyste avec le poumon le tissu pulmonaire offre simplement les caractères de la congestion. On n'y trouve pas de tissu sphacélé. La cavité du kyste communique avec une bronche par l'intermédiaire d'une petite cavité anfractueuse arrondie, du diamètre d'une pièce de 0,50 cent. environ.

La perforation du diaphragme par laquelle le kyste s'est développé du côté de la cavité thoracique est très large.

Entre la paroi costale et le bord externe du foie on trouve la petite perforation qui a mis en communication l'abdomen et la cavité kystique.

A l'ouverture de la poche, on trouve une quantité considérable de membranes d'hydatides, jaunes, très diffluentes, libres dans l'intérieur du kyste qui contient en outre une grande quantité de liquide purulent.

La muqueuse de la trachée et des bronches est épaissie, très rouge, enflammée.

Les deux feuillets du péricarde sont adhérents l'un à l'autre dans toute leu étendue. Il y a une symphyse cardiaque complète.

Obs. XVIII. — Kystes hydatiques du foie. — Fistule broncho-hépatique avec expectoration biliaire. — Abcès du foie donnant issue aux hydatides. — Guérison (1). — (Résumée), par Berdinel, interne des hopitaux.

Elisa D..., couturière, 28 ans, entrée le 1er septembre 1875 à l'hôpital Cochin, salle Saint-Jacques, n° 6.

Cette femme a déjà été dans le service pour un kyste hydatique du foie qui a été ponctionné deux fois après application de caustique de Vienne. Elle a quitté l'hôpital le 18 octobre 1874, guérie en apparence, éprouvant seulement de temps en temps quelques élancements dans la région du foie.

Depuis juin jusqu'en août 1875, elle a eu à diverses reprises des vomissements et des accès de fièvre. Le 29 août, elle est réveillée par la toux et un picotement dans la gorge ; tout à coup, elle crache des flots d'un liquide très amer et de couleur jaune verdâtre.

A son entrée, malade amaigrie, tourmentée par toux et expectoration d'un liquide filant, spumeux, jaune verdâtre, d'un gout horriblement amer. Douleurs sourdes dans l'hypochondre droit, s'irradiant vers l'épaule.

Constipation. Fèces dures, grisâtres.

Pas de saillie à l'hypochondre droit ; la palpation et, la percussion démontrent que le foie est très volumineux, mais lisse et régulier. L'auscultation de la région hépatique ne donne aucun résultat.

En arrière matité à la base droite, au dessous de l'angle du scapulum, gargouillement lointain avec souffle à timbre amphorique, les bruits paraissent lointains et couverts en partie par de gros râles superficiels.

M. Després porte le diagnostic fistule hépato-bronchique. L'expectoration de liquide verdâtre est évalué à 1 litre par vingt-quatre heures.

L'analyse faite par M. Prunier, pharmacien en chef de l'hôpital du Midi, a montré que le liquide contenait un peu plus du quart de bile mélangée à du liquide en excès provenant des bronches. Il y avait aussi des traces de cholestérine.

Le 9. On reconnaît un épanchement pleurétique, par matité, souffle doux, égophonie.

(1) Gazette hebdomadaire de méd. et de chirurg., 1876, p. 646.

Le 13. Ces signes ont disparu. On n'entend plus ni le gargouillement, ni le souffle amphorique; mais des frottements pleurétiques très nets.

Le 14. On constate que le foie descend jusque vers la fosse iliaque.

Le 20. A travers une eschare faite par pâte de Vienne M. Després enfonce un grand trocart courbe sans que rien sorte.

Le 24. Le volume du foie a beaucoup diminué. Il s'arrête à deux travers de doigt au-dessus de l'ombilic.

Le 29. Etat genéral mauvais, la malade ne s'alimente pas.

Le 12 octobre. L'expectoration biliaire a complètement cessé. On n'a jamais trouvé de débris d'hydatides; le pus (s'il y en avait) n'existait qu'en quantité minime que la réaction par l'ammoniaque était impuissante à déceler.

Le 15. L'état général s'améliore un peu.

Le 25. La malade se lève ; elle mange avec appétit, mais les digestions sont difficiles. Expectoration à peu près nulle.

Le 31. A la suite d'une quinte de toux, vomissement biliaire, puis 4 à 5 cuillerées à bouche d'un liquide verdâtre, ressemblant aux crachats primitifs.

En retirant le cataplasme, on voit sourdre du pus au niveau du foie par la plaie de l'eschare non cicatrisée.

Le 5 dans la nuit, nouvelle expectoration de 200 à 300 grammes.

Du 5 au 8, la malade a continué à cracher de la bile ; aussi a-t-elle vite perdu l'embonpoint qu'elle avait recouvré.

Le 17, incision d'une tumeur elliptique située à la partie postérieure du dixième espace intercostal. Il en sort du pus et quelques jours après une enveloppe d'hydatide.

A partir du 1er janvier 1876, la convalescence n'a plus été troublée. La malade quitta l'hôpital le 7 mai 1876 complètement guérie.

Obs. XIX. — Kyste hydalique du foie ouvert dans les bronches. — Guérison. — (Résumé) Bricheteau (1).

Adelphine, 32 ans, lingère, eut le 1er juin 1851 des vomissements bilieux, accompagnés de crachats jaunâtres, anorexie, faiblesse générale, plus des signes de chlorose.

Le 2, entre à Necker dans l'état suivant :

(1) Bricheteau. Loc. cit.

Souffle et frottement pleural au côté droit, matité dans les deux tiers inférieurs de ce côté, égophonie ; bruit de souffle au cœur et dans les vaisseaux. Inappétence. Digestion difficile. Constipation. Foie volumineux dont le prolongement, ainsi qu'une tumeur qui lui est adhérente, s'étend jusqu'au bord antérieur du bassin et rend un son très mat à la percussion. Les crachats que la malade expectore contiennent une matière jaune, de saveur âcre et amère, qui au microscope ne présente ni granulations, ni trace d'organisation. Cette matière traitée par l'acide nitrique prend une couleur vert-de-gris.

Le 13, on est frappé de l'étendue insolite du bruit respiratoire, et on constate un bruit amphorique ou vibratoire en arrière dans la région lombaire ou thoraco-abdominale et dans tout le poumon droit. L'on observe en même temps dans le crachoir de la malade de petits kystes membraneux de la capacité d'un œuf de pigeon, nageant dans une expectoration bilieuse, jaunâtre : c'étaient vraisemblablement des hydatides.

Le 14, on constate très bien la respiration amphorique dans la région du foie.

Le 15, la malade a plusieurs redoublements de dyspnée, des vomissements bilieux. On constate pour la troisième fois le souffle amphorique et de la pectoriloquie dans la région hépatique en avant et en arrière.

Les jours suivants, amélioration. Moins d'expectoration. Les crachats deviennent aérés, perdent leur couleur jaune et disparaissent entièrement.

La malade reprend ses forces et ne tarde pas à sortir de l'hôpital. Elle fut auscultée avant son départ et on ne trouve plus qu'un peu de respiration rude en arrière et à droite et de la bronchophonie confuse, mais aucune trace de la respiration amphorique dont il a été parlé plus haut.

OBS. XX. — Tumeur hydatique du foie. — Evacuation par une large ouverture. — Rupture ultérieure d'hydatides à travers le diaphragme dans le poumon (1). — Guérison.

Elisabeth, femme de chambre, admise à l'hôpital Saint-Thomas le 25 juillet 1874.

(1) Murchison. Loc. cit.

Depuis deux mois, vive douleur depuis les épaules jusqu'à l'épigastre et l'hypochondre droit, accompagnée de vomissements passagers et au bout de quelques jours d'un ictère léger. Quelques jours après, elle remarqua une grosseur considérable à droite, au-dessous des côtes.

Le 24 août, ponction dans la tumeur. Issue d'un liquide clair avec un certain nombre de vésicules hydatiques et d'échinocoques.

Le 14 septembre, expectoration d'un mucus d'une belle couleur jaune par suite de son mélange avec la bile. Matité et râles crépitants à la moitié inférieure du poumon droit en arrière.

L'expectoration et les signes physiques persistèrent encore longtemps ; à la fin du mois de décembre le malade fut en état de quitter l'hôpital.

Obs. XXI.— Foyer hydatique intéressant le poumon droit et le foie.—Issue spontanée par les bronches. — Ouverture pratiquée à la région costo-iliaque, — Médication générale. — Guérison par M. A. Vidal (1). — (Résumé.)

Il s'agissait d'un israélite de 33 ans. Six mois avant le début de l'expectoration, douleur légère à la partie postérieure du tronc, du côté droit, sans toux, sans expectoration, sans aucun trouble respiratore. En juillet 1872, expectoration subite de deux litres environ d'un liquide séro-sanguin de débris membraneux et de boules transparentes de diverses grosseurs, d'une perle à une bille d'enfant. A dater de ce moment la douleur de côté et la toux se calment. Six mois après, réapparition des accidents ; expectoration de pus, de membranes et de nombreux corps sphériques.

Empâtement à la partie postérieure des fausses côtes droites. Après diverses péripéties, ouverture au-dessous de la dernière fausse côte à 6 centimètres de la colonne par un fossoyeur israélite.

Du 25 décembre au 23 janvier 1873, la plaie suppure. L'expectoration cesse. Aggravation de l'état général.

Le 27 janvier l'auteur s'assure par une injection d'eau de mauve verte que la collection communique avec les bronches. Le liquide passe en effet par les bronches et par la bouche, en amenant des troubles respiratoires, de la toux et un peu de suffocation. Le 27 mars, dans

(1) Gazette médicale de Paris, 1874.

toute l'étendue du côté droit, la percussion donne un son très clair, comme si le foie manquait.

Souffle caverneux, gargouillement de la base au tiers supérieur.

Traitement : 6 milligr. d'acide arsénieux,
Huile de foie de morue.

22 octobre. La guérison peut être considérée comme presque complète.

Obs. XXII. — Affection hydatique du foie suivie d'un abcès onvert dans les bronches. — Guérison (résumé) par le docteur Bourgeois (1).

Homme de 30 ans, bien portant habituellement. Depuis quelques mois, douleurs dans le côté droit, toux quinteuse, sans expectoration, fièvre, inappétence.

Au moment où le Dr Bourgeois le vit, facies tiré, teinte subictérique, langue jaune, épaisse. Douleurs à l'hypochondre droit s'irradiant à tout le côté droit de la poitrine. Toux fatigante. Distension du flanc qui est douloureux à la pression. Matité dans grande étendue. Rien d'anormal dans les organes thoraciques.

Au bout de quelques semaines la distension de l'hypochondre s'était accentuée, la toux était devenue plus intense et suivie d'une abondante expectoration muqueuse.

Un jour, expectoration subite par larges gorgées d'une matière purulente, de teinte jaune, évidemment bilieuse, contenant des hydatides de volume variable offrant une belle teinte safranée. Toux incessante, quintes suivies d'une fusée du liquide.

Les jours suivants, amélioration sensible. Moins de toux, moins d'expectoration. Au bout de quinze ou vingt jours, les douleurs de côté se réveillent ; nouvelle expectoration de pus bilieux mêlé de débris d'hydatides.

Nouveau rejet deux semaines après ; amélioration. Retour de ces accidents à trois ou quatre reprises. Ce ne fut qu'au bout d'un an environ qu'ils cessèrent et que la santé fut à peu près rétablie, mais la taille s'infléchit à droite. Au bout de vingt ans, le malade était très bien portant, toussant un peu de temps en temps, mais restant très déjeté.

(1) Gazette des hôpitaux, 1857, p. 395.

Obs. XXIII. — Kyste hydatique du foie. — Expectoration d'hydatides. — Guérison, par Collet. (Obs. empruntée au traité de Davaine.)

Une dame délicate, mais bien portante jusqu'à 33 ans, sentit de l'abattement et de l'oppression; il survint de l'enflure au bas des jambes. Après trois ans, toux qui fit cracher un phlegme épais et visqueux. Le 6 septembre 1771, elle cracha douze hydatides, et depuis ce temps en a craché cent trente-cinq. Elles étaient de différentes grosseurs, depuis celle d'un pois jusqu'à celle d'un œuf. En général, elles sortaient avec facilité, mais toujours précédées de la toux, elles venaient constamment rompues et étaient suivies d'un phlegme épais. Cette dame avait en outre une tumeur au-dessus du nombril qui s'était déclarée depuis six mois. Son ventre était distendu ; on y sentait de la fluctuation.

Les remèdes qu'on lui a fait prendre sont des pilules composées de gomme ammoniaque, de myrrhe, de fleurs de benjoin et de scille. Elle a pris aussi du calomel et paraît se rétablir.

Obs. XXIV. — Kyste hydatique du foie. — Expectoration d'hydatides. — Guérison, par Hill, de Dumfries. (Observation empruntée à Davaine.)

En 1784, le Dr Hill, de Dumfries, rapporta deux cas dans lesquels des hydatides furent expectorées. L'un de ces cas concernait une fille âgée de 10 ans, qui, après avoir reçu une contusion dans la région du foie et dans l'épigastre, avait de la difficulté à respirer et de la toux. Elle expectora ensuite du sang et du pus mêlé avec des vésicules et des membranes d'hydatides. Cette expectoration fut suivie de l'apparition d'une tuméfaction dans l'hypochondre droit qui s'ouvrit et donna issue à de la matière contenant des restes d'hydatides. Après quelques mois, les ouvertures se fermèrent et la jeune fille recouvra la santé. Elle continua d'être bien portante pendant treize ans. Alors de nouvelles tumeurs se formèrent dans l'abdomen ou dans ses parois ; les tumeurs disparurent après l'expulsion de masses d'hydatides par l'intestin.

Obs. XXV. — Kyste hydatique du foie. — Expectoration d'hydatides. — Guérison, par Smith. (Observation empruntée à Davaine.)

Une femme âgée de 20 ans fut prise de fièvre, nausées, vomissements, de toux avec expectoration muqueuse. Il y avait en même temps une tumeur à l'épigastre sur la ligne médiane. Ces premiers symptômes dissipés, reparurent avec plus d'intensité un mois après. La malade expectora alors dans les crachats sanguinolents des corps vésiculeux, ovoïdes, reconnaissables pour des hydatides. Il y en avait de très petits et d'autres gros comme une noisette. La quantité des matières et des hydatides expectorées dans une nuit remplissait la moitié d'un grand pot de nuit. Huit jours après, trois hydatides furent encore expectorées. La tumeur épigastrique avait notablement diminué de volume. Un mois après la malade avait repris ses occupations et semblait guérie.

Obs. XXVI. — Kyste hydatique du foie. — Expectoration d'hydatides. — Guérison, par M. Husson (1).

M. Husson présente une quantité considérable de débris d'hydatides rendues par expectoration. Le sujet de l'observation avait offert antérieurement tous les symptômes d'une affection organique du foie, caractérisée par douleurs et tuméfaction de l'hypochondre droit. Dans le courant de l'hiver il fut atteint d'un catarrhe dont il guérit parfaitement depuis cette époque, et jouissait d'une parfaite santé, lorsqu'il expectora sans effort et sans éprouver de toux ni aucune irritation de la poitrine un grand nombre de lambeaux membraneux que M. Husson reconnut pour être des portions d'hydatides. Cette expuition dura pendant deux ou trois jours. La tuméfaction du foie disparut presque depuis ce moment. Le sujet de l'observation n'a jamais joui d'une meilleure santé que depuis qu'il a ainsi craché ces débris d'acéphalocystes.

Obs. XXVII. — Kyste hydatique du foie. — Expectoration d'hydatides. — Guérison (résumé), par le docteur Peacock (empruntée à Davaine).

Samuel Newdibank, 31 ans, tisserand, entre le 18 juillet 1849 à l'hôpital de la City of London, service du Dr Bentley, aurait eu déjà depuis quinze mois plusieurs attaques de douleurs siégeant à l'hypochondre droit. Puis, douleur subite sur le rebord des côtes droites, accompagnée de dyspnée, de toux et d'expectoration; les crachats

(1) Académie de médecine, séance du 24 août, 1824.

consistaient en une matière jaune, renfermant parfois des masses solides comme de la gelée.

Il a la mine très mauvaise, le teint jaune. L'expectoration est composée de matières épaisses, jaunes, très fétides, contenant des masses de débris de vésicules d'hydatides. La toux s'aggrave beaucoup par intervalles.

Dilatation notable du côté droit de la poitrine et de l'hypochondre droit. Matité commençant à un pouce au-dessus du sein, s'étend jusqu'auprès de l'ombilic. Respiration presque nulle en avant ; aux environs de l'angle inférieur de l'omoplate, résonnance de pot fêlé ; respiration caverneuse ainsi que la voix et la toux.

Jusqu'au mois de mars 1850 peu d'amélioration dans l'expectoration, non plus que dans les signes physiques.

A partir de ce moment l'expectoration va en diminuant et ne consiste plus que dans un mucus pâle. L'état général s'améliore considérablement et le malade peut être considéré comme guéri.

Obs. XXVIII. — Kyste hydatique du foie. — Expectoration d'hydatides. — Guérison (1).

Homme de 25 ans du service de Nonat à Cochin, malade depuis seize mois, toussant souvent. Il y a deux mois a craché du sang et rendu des eaux fétides. Il y a peu de jours, dans un accès de toux et dans un effort a rendu des fragments d'hydatides, et une rompue, mais très volumineuse. A l'auscultation, on entendit seulement à la base du poumon droit un bruit analogue à celui qui serait produit par le passage de l'air à travers un liquide. Ce bruit disparut au bout de peu de temps. Nonat expose les raison qui lui firent admettre que les hydatides venaient du foie.

Obs. XXIX. — Quelques cas de maladie hydatique du foie par Haberston (2).

Homme présentant un gonflement manifeste du foie. Au bout d'un temps assez long, accidents de pleuro-pneumonie se déclarèrent du côté droit de la poitrine, et quelques jours plus tard le malade expectora des lambeaux de kyste hydatique. Les accidents se calmèrent rapidement et en quatre à cinq semaines la santé était parfaitement rétablie.

(1) Gazette des hôpitaux, 1847, p. 572.
(2) Revue des Sciences médicales, loc. cit.

Obs. XXX. — Kyste hydatique du foie. — Ponction de l'un des kystes. — Perforation pulmonaire. — Mort (résumée), par le Dr S. Goupil (empruntée à la thèse de Cadet de Gassicourt).

Victorine, 31 ans, domestique, entrée 20 juin 1853 à la Charité, salle Sainte-Marthe, n° 11, service de M. Briquet.

Traitée d'abord à plusieurs reprises pour de la pleurésie. On constate une augmentation considérable du volume du foie et de la fluctuation. Matité en arrière à partir de deux travers de doigt au-dessous de l'angle inférieur de l'omoplate. Respiration bronchique, à timbre à peu près amphorique dans la fosse sus-épineuse; au-dessus expansion vésiculaire faible entrecoupée de râles muqueux.

Première ponction donnant issue à 1,500 grammes de liquide transparent. Deuxième ponction ne donnant qu'un peu de sang. Dans la journée, quintes de toux et rejet de 300 grammes d'un liquide peu visqueux, aéré, filant, moitié incolore, moitié jaune, verdissant par l'acide nitrique.

Qnelques jours après expectoration très abondante. Respiration amphorique accompagnée de tintement métallique très clair, puis gargouillement.

Mort le 1er décembre.

Autopsie. — Foie énorme remontant presque jusqu'au sommet du poumon droit, transformé en une vaste poche fluctuante dont la paroi interne est formée par la surface inférieure du poumon. Nombreuses perforations à la base du poumon. Caverne du volume d'un œuf de poule, à la base du poumon. Trois bronches du troisième ordre y pénètrent.

Obs. XXXI. — Kyste hydatique du foie. — Perforation du diaphragme et du poumon, par M. Gros. — Mort (1).

J..., 21 ans, entre à l'hôpital en mars 1844.

A deux reprises a eu des attaques de douleurs à l'hypochondre droit et à l'épaule avec toux et dyspnée.

En février 1844, douleur vive et subite au côté droit de la poitrine; depuis lors expectoration de fragments mollasses et de liquide jaune. La teinte bilieuse jaune verdâtre de tout le corps disparut alors.

(1) Bull. de la Soc. anat. Année 1844, p. 133.

A l'entrée du malade, crachats jaune orange, sortant de la bouche par ondées à chaque effort de toux. Odeur épouvantable. L'auscultation fit constater l'existence d'une vaste caverne avec résonnance considérable de la voix à la partie postéro-inférieure droite de la poitrine, et dans le même point une respiration amphorique avec énorme gargouillement,

Mort dans le marasme.

Autopsie. — Cavité pleurale communiquant d'une part avec le poumon par deux ouvertures ; d'autre part avec deux foyers dont l'un est situé entre la base du poumon et le foie, et l'autre dans le foie lui-même.

Le foyer pulmonaire est une caverne remplie de pus et de débris d'hydatides étalés ou roulés. Elle est anfractueuse, aréolaire, rappelant par sa disposition celle des ventricules du cœur. Une foule de bronches s'y ouvrent largement.

Un stylet introduit dans les bronches de l'artère pulmonaire s'engage dans les colonnes de la caverne et les suit dans toute leur longueur. Il semble que les colonnes ne sont autre chose que les artères pulmonaires ayant résisté à la destruction, entourées seulement par une petite couche de tissu pulmonaire infiltrée de lymphe plastique.

Obs. XXXII. — Acéphalocystes du foie avec fistule hépato-pleuro-bronchique. (Extrait d'une observation présentée par M. Houël, suivie d'un rapport de M. La mbron. Résumé) (1).

Le 30 janvier 1841, entre à l'hôpital Saint-Louis, salle Saint-Jean, n° 61, le nommé Brunet, âgé de 27 ans.

Présente à son entrée les symptômes généraux d'une phthisie pulmonaire avec hémoptysie; du gargouillement sous la clavicule et à la base du poumon droit. Trois jours après son arrivée, il expectore des crachats d'une couleur jaunâtre, très foncée, avec teinte légèrement verdâtre et d'une amertume extrême. Le foie est un peu volumineux.

Mort avec diarrhée opiniâtre le 15 mars à 11 heures du matin.

Autopsie. — Foie présentant à sa face supérieure des cavités kystiques. De l'une d'elles part un canal oblique dirigé de bas en haut, un peu de gauche à droite et d'arrière en avant, qui traverse le diaphragme et s'ouvre dans une cavité circonscrite dans la grande cavité

(1) Bull. de la Soc. anat. Année 1841, p. 161.

pleurale ; cette cavité communique elle même avec une vaste excavation du lobe moyen du poumon. La base du poumon droit est adhérente dans tous ses points à la surface supérieure du diaphragme ; aussi la fistule hépato-pleurale est-elle tout à fait en dehors et accolée à la face interne des côtes.

Obs. XXXIII. — Kyste du foie, par MM. Rigaud et Villard (résumé) (1).

Grif., 53 ans, photographe, entre à l'hôpital Saint-Antoine le 17 ma 1869, salle Saint-Eloi, n° 39, service de M. Besnier.

Début six mois avant par dyspnée, douleurs vives à l'hypochondre droit et à l'épigastre.

A l'entrée, état cachectique. Augmentation énorme du volume du foie qui est lisse, uni, rénitent, sans bosselures.

Toux fréquente par quintes. Expectoration purulente, grisâtre, peu abondante. Matité dans la moitié inférieure à droite et en arrière. Respiration obscure, ni souffle ni râles.

Le 13 juin, quand on frappe avec le doigt sur la partie antérieure de la poitrine, on entend un bruit hydroaérique.

Deux ponctions successives ramènent un liquide blanchâtre, puriforme, avec lambeaux d'enveloppes d'hydatides.

Mort le lendemain.

Autopsie. — Foie occupant une grande partie de l'abdomen et de la poitrine. Le poumon droit adhérent à la paroi thoracique est repoussé en haut et en avant, tandis que postérieurement une lamelle de cet organe descend beaucoup plus bas sur l'organe hépatique. Sur le lobe droit du foie siège une tumeur dont un orifice s'ouvre dans une petiti cavité supplémentaire, comprise entre la base du poumon et le diaphragme. A la partie supérieure de cette cavité, au niveau de la basdu poumon, se trouve un autre orifice plus petit que le précédent par lequel on arrive dans une excavation anfractueuse du volume d'une grosse noix creusée dans l'épaisseur des tissus du poumon et communiquant elle-même avec d'autres petites cavités séparées les une des autres par des tractus de tissu pulmonaire.

(1) Bull. de la Soc. anat., 1869, p. 333.

Obs. XXXIV. — Kyste hydatique suppuré du foie ouvert dans les bronches. — Pleurésie purulente. — Mort, par Bourdon (1).

Madeleine P..., 37 ans, entrée à la Clinique le 3 novembre 1869, service de M. Richet.

Portait un kyste hydatique du foie pour lequel une ponction fut pratiquée qui amena l'évacuation de 1 litre de liquide. Le 27 décembre, accès de suffocation pendant la nuit. La malade vomit deux bassins de pus verdâtre. A partir de ce moment, altération rapide de l'état géneral.

Gargouillement à la partie moyenne de la cavité pleurale. Mort brusque le 17 janvier dans un accès de suffocation.

Autopsie. — Foie très volumineux. Au niveau de son bord supérieur, kyste flasque, nontendu, sans adhérences. Poumon comprimé par épanchement contre la gouttière costo-vertébrale. Sa base adhère au diaphragme et présente une perforation large comme une pièce de 5 francs en argent par laquelle on pénètre dans la cavité du kyste.

Obs. XXXV. — Kyste hydatique du foie communiquant avec le duodénum et s'étant fait jour par le poumon en déterminant une gangrène pulmonaire et une hémoptysie foudroyante, par Rendu, interne des hôpitaux (2), (très résumée).

Ferdinand B..., 30 ans, ajusteur, entre à Necker, service de M. Potain, le 19 février 1874.

Jusqu'au 29 mars, aucune complication thoracique, sauf la dyspnée. Le 24 mars, l'oppression devint rapidement considérable et la dyspnée s'accrut jusqu'à l'orthopnée. Expectoration d'abord puriforme, devint grisâtre, excessivement fétide, manifestement gangréneuse pendant quarante-huit heures; puis, à ces crachats gangréneux vinrent se joindre des matières biliaires, en petite proportion d'abord, ensuite de plus en plus abondantes. L'analyse des crachats fit reconnaître une grande quantité d'albumine et une faible proportion de matières biliaires, malgré l'intensité de leur coloration jaune. Dans la nuit du 11 avril, dans un effort de toux, le malade fut pris brusquement d'une

(1) Bull. de la Soc. anat., p. 29, 1870.
(2) Bull. de la Soc. anat., p. 482, 1874.

hémoptysie considérable et mourut en quelques secondes, vomissant le sang à pleine bouche.

Autopsie. — A la partie supérieure et postérieure du kyste hydatique se voit un pertuis de la largeur d'une plume d'oie, irrégulier, par lequel on pénètre dans le lobe inférieur du poumon droit. Celui-ci est creusé d'une caverne gangréneuse très anfractueuse, contenant des débris de poumon.

Tout autour de ce foyer se voit, jusqu'au lobe moyen, une infiltration gélatiniforme, une sorte de pneumonie colloïde du parenchyme pulmonaire. Quant à l'ulcération du vaisseau, source probable de l'hémorrhagie ultime, elle n'a pu être constatée directement.

Les bronches et la trachée sont injectées dans toute leur étendue. On constate que l'une des bronches vient s'ouvrir largement dans la caverne par une ulcération de sa paroi.

Obs. XXXVI. — Kyste hydatique suppuré du foie, ouvert à l'extérieur. — Symptômes de pneumothorax, par Budin et Regnard, internes des hôpitaux (1).

Le kyste avait été ouvert chirurgicalement. Dans les derniers jours de la vie il y avait eu expectoration purulente.

Autopsie. — La voûte de la cavité kystique adhère au diaphragme, et la face supérieure de ce muscle adhère elle-même à la face inférieure du poumon. Sur cette voûte, il y avait trois ulcération placées l'une à côté de l'autre, à bords déchiquetés, de la largeur d'une pièce de 0,50 centimes. On put constater l'existence d'un petit pertuis très fin qui faisait communiquer la cavité du kyste avec le tissu pulmonaire, sans que la cavité pleurale fût ouverte en aucun point.

Obs. XXXVII. — Kyste hydatique du foie ouvert dans les bronches et dans la plèvre, par Mayor, interne des hôpitaux. — Mort (2).

Antoine ..., 43 ans, entre le 7 mai dans le service de M. Bernutz. Tousse depuis plusieurs mois, sans hémoptysie, sans affaiblissement. Depuis trois semaines l'expectoration rappelle la gelée de fruits ; puis elle est devenue rouge-brique. Il y a huit ou dix jours, oppression extrême avec menaces de syncope. Point de côté très intense.

(1) Bull. de la Soc. anat., 1874, p. 157.
(2) Bull. de la Soc. anat., mai 1877, p. 361.

Augmentation de la sonorité dans les fosses sus et sous-épineuses droites. Matité à la base au-dessous de l'angle de l'omoplate. Souffle amphorique et surtout toux et voix à timbre amphorique. Tintement métallique. Pas de bruit de flot par la succussion hippocratique.

Crachats rouges ou plutôt couleur de brique, n'adhérant pas au fond du vase; exhalent une mauvaise odeur; contiennent quelques débris membraneux jaune-abricot qui paraissent évidemment être des hydatides.

Mort le 10 mai après avoir présenté les symptomes de l'asphyxie.

Autopsie. — Caverne pulmonaire de la grosseur d'un œuf, communiquant d'une part avec une cavité purulente formée dans la grande cavité pleurale par des adhérences, d'autre part avec un kyste du foie suppuré par un canal qui admet le petit doigt, et qui est entièrement creusé à travers le parenchyme pulmonaire.

Obs. XXXVIII. — Kyste hydatique en suppuration dans le foie. — Le liquide a trouvé accès jusque dans les bronches (1).

C..., canonnier, 21 ans, entre à l'hôpital d'Oran le 15 juin 1855.

Maladie débutant trois semaines avant par fièvre le soir.

Puis inappétence, vertige, sentiment de gêne à l'épigastre.

Le 22. Douleur aiguë dans la moitié droite de l'échancrure sous-sternale, circonscrite au centre d'une tumeur dure aplatie, immobile, qui se perd en haut derrière la base du thorax. Foie hypertrophié.

Le 23, teinte ictérique. Voussure considérable de l'hypochondre droit. Toux quinteuse, étouffée. Expectoration ténue de crachats blancs visqueux et pelotonnés.

Le 24. Expectoration d'un liquide analogue à de la bouillie claire de chocolat.

Mort le 25.

Autopsie. — Poumon droit adhérent par sa base avec toute la face correspondante du diaphragme. Le foie est énorme. Poche contenant 1,200 grammes de pus mêlé de vésicules hydatiques. Ce foyer s'ouvre par sa portion culminante dans une caverne creusée au centre de la base du poumon droit, par une perte de substance assez large pour admettre le pouce. Un tuyau bronchique s'ouvre dans cette caverne.

(1) Rouis. Recherches sur les suppurations endémiques du foie, 1860, p. 442. Obs. XXXIX.

Obs. XXXIX. — Kyste hydatique suppuré du foie communiquant avec le poumon gauche, par le Dr Latham (1).

Le foie descendait près de la crête iliaque et se prolongeait vers les fausses côtes gauches.

La percussion accuse à gauche à partir de l'angle inférieur du scapulum une diminution de la sonorité jusqu'à la base du poumon où la matité est complète.

A l'auscultation, respiration bronchiale et bronchophonie dans une étendue d'environ trois travers de doigt.

Expectoration d'une pinte d'une matière verdâtre muco-purulente et visqueuse d'une odeur très fétide. En examinant le foie après cette expectoration, on trouve le bord inférieur du foie beaucoup plus élevé, surtout au lobe gauche. Il n'y eut jamais signe d'empyème ni de pneumothorax.

A l'*autopsie*, diaphragme plissé à la partie centrale de la base du poumon gauche, et présentant une ouverture étroite qui faisait communiquer l'abcès hépatique avec le poumon. Une section pratiquée dans le poumon fit découvrir une petite cavité de la grandeur d'une noisette communiquant avec un vaisseau bronchique dans lequel on trouva du pus.

Obs. XL. — Contusion de l'hypochondre droit. — Hémoptysie. — Douleurs persistantes dans la partie inférieure du côté droit du thorax ; tumeur hémisphérique s'élevant du foie dans la cavité thoracique. — Expectoration purulente. — Mort par épuisement. — Autopsie. — Echinocoque du foie communiquant avec un abcès du poumon (2).

Ad. Schramm, ouvrier, 39 ans, entre le 12 décembre 1857, mourut le 8 février 1858.

Chute sur le côté droit en 1850 ; hémoptysie ; repos au lit forcé pendant huit jours. Depuis douleurs fréquentes à la partie inférieure du thorax et dans la région du foie.

(1) Archives générales de médecine, 1873, p. 478.

(2) Frerichs. Traité pratique des maladies du foie. 3e édition, par L. Duménil, 1877.

Très violentes depuis sept semaines; perte de l'appétit; vomissements; léger ictère.

Tuméfaction et douleur à l'épigastre et à l'hypochondre droit.

Matité hépatique très étendue se prolongeant très haut dans la cage thoracique.

Toux accompagnée de crachats purulents.

Mort par épuisement.

Autopsie. — Foie atteignant la 3e côte, recouvert par une lame de poumon. A la partie supérieure du lobe droit, poche du volume d'une tête d'enfant, intimement unie au diaphragme et présentant à sa partie supérieure une ouverture où l'on pouvait introduire le doigt. Par là, on pénétrait dans une cavité cloisonnée par de nombreuses trabécules, remplie d'un liquide d'odeur infecte et occupant le lobe inférieur du poumon.

Obs. XLI. — Tumeurs hydatiques suppurées du foie, ouvertes, l'une dans le poumon, l'autre dans les voies biliaires. — Ictère. — Soulagement temporaire dû à la paracentèse (1).

Charles W..., 24 ans, entre à l'hôpital Middlexex le 19 mai 1869.

Depuis huit mois vomissements, sensation de constriction à l'épigastre après les repas. Depuis trois semaines tumeur dans l'hypochondre droit.

A son entrée, ictère intense. Prostraction. Anxiété.

Foie énormément augmenté de volume. On perçoit nettement de la fluctuation et la vibration hydatique dans le lobe droit. Autre tumeur dans le lobe gauche. Ponction dans le kyste du lobe droit. On retire 7 onces d'un liquide visqueux, jaunâtre, contenant du pus, des débris de membrane hydatique.

Autopsie. — Le duodénum contient quelques petits kystes hydatiques. Une des poches adhérait solidement au diaphragme qui à son tour était fortement adhérent à la base du poumon droit. Le diaphragme était perforé à cet endroit, et dans la partie du poumon juxtaposée se trouvait une cavité, du volume d'un abricot, creusée dans la substance pulmonaire et traversée par des bandes de tissu pulmonaire en voie de désagrégation.

(1) Murchison. Loc. cit.,

Obs. XLII. — Abcès du foie avec hydatides, communiquant avec le poumon droit ; passage et expectoration du pus par cette ouverture ; par le Dr Kunde, de Berlin, empruntée à la thèse de Cadet de Gassicourt (résumée).

M..., tonnelier, âgé de 52 ans, a eu en 1827 une hépatite aiguë très intense. Fréquentes rechutes jusqu'en 1834.

A la fin d'août 1835, tumeur du foie au-dessous des fausses côtes. En septembre efforts de toux et de vomissements. Rejet d'un liquide ténu verdâtre, très fétide, en grande quantité. Affaissement de la tumeur de l'hypochondre droit, cessation des douleurs ; soulagement notable.

Gargouillement à la région même du foie, au-dessous des fausses côtes, son tympanique à la percussion au même point.

Mort dans la fièvre hectique.

Autopsie. — Cavité hépatique renfermant du liquide et des débris de membranes hydatiques. Elle communique en haut avec le poumon droit. Celui-ci est creusé à sa base d'une caverne de la grosseur du poing, dans laquelle s'abouchent des bronches.

Obs. XLIII. — Acéphalocyste du foie et du poumon droit. — Double pleurésie. — Péricardite. — Mort. — Autopsie, par M. J. Besnier (1).

Louis Povison, 28 ans, couvreur.

Début brusque ; douleur vive à l'hypochondre droit ; ictère ; fièvre ; symptômes physiques d'épanchement pleurétique à droite.

Mort au 25e jour.

Autopsie. — Poche fluctuante pleine de feuillets d'hydatides, développée surtout dans le lobe gauche.

Diaphragme intact à gauche ; perforé à droite. La base du poumon lui adhère et est cernée d'une cavité pleine de pus et d'hydatides. De nombreuses bronches s'y ouvrent largement.

Obs. XLIV. — (Dr Peacock), empruntée à Davaine (résumée).

Marie Nolland, 20 ans, reçue à l'hôpital (Royal Free) le 4 août 1848.

A l'entrée, légère jaunisse, douleur à la région du foie, diarrhée, vomissements, symptômes fébriles.

(1) Gazette des hôpitaux, 1865, p. 473.

Le 20. Douleur violente éclatant subitement dans la partie inférieure du côté droit de la poitrine. Toux, expectoration d'une grande quantité de liquide très fétide de la couleur du porter. Gargouillement vers la partie inférieure du côté droit en avant, son de pot fêlé sous le rebord des côtes.

Mort le 5 septembre.

Autopsie. — Tumeur occupant le lobe droit. Celui-ci était fortement attaché au diaphragme dans une étendue considérable par d'anciennes adhérences. Vaste cavité creusée inférieurement dans le foie et supérieurement dans la base du poumon; la partie du diaphragme interposée entre ces deux organes était détruite.

Obs. XLV. — Kyste hydatique suppuré du foie, communiquant avec le poumon, par Avezon, interne des hôpitaux (1).

Marie M..., 77 ans, tousse depuis longtemps. Depuis plusieurs semaines perd l'appétit et les forces.

Le 20 mars. Frisson, douleur de côté à droite, presque au niveau de l'hypochondre. Dyspnée.

Le 21. Crachats muco-purulents et abondants. Râles sons-crépitants à gauche, à la partie moyenne, en arrière. A droite quelques râles humides, moins abondants.

Percussion de la région hépatique très douloureuse.

Peu d'augmentation du volume du foie.

Mort dans le marasme.

Autopsie. — Poche pleine de pus au niveau de la partie moyenne du bord postérieur du foie, communiquant avec le poumon droit par une ouverture oblique traversant le diaphragme, et pouvant laisser passer une sonde cannelée.

(1) Bull. de la Soc. anat., 1875, p. 303.

BIBLIOTHÈQUE NATIONALE R.F. IMPRIMÉS

Paris. — A. PARENT, imp. de la Faculté de Médecine, r. M.-le-Prince, 29-31.

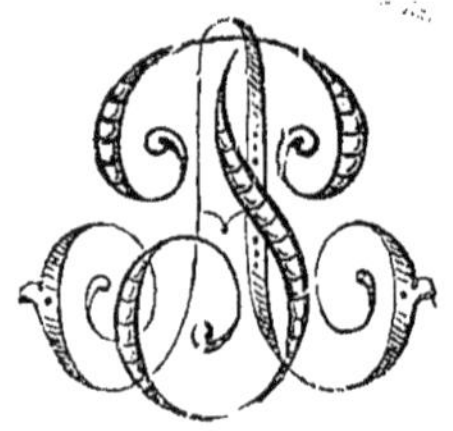

BIBLIOTHEQUE NATIONALE DE FRA
3 7531 02456507 0

www.ingramcontent.com/pod-product-compliance
Ingram Content Group UK Ltd.
Pitfield, Milton Keynes, MK11 3LW, UK
UKHW020201200726
13856UKWH00003B/1125